U0215983

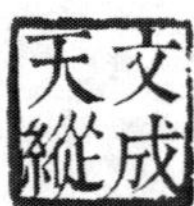
文成天縱

中醫古籍稀見稿抄本輯刊

ZHONGYI GUJI XIJIAN GAO-CHAOBEN JIKAN

李鴻濤 主編

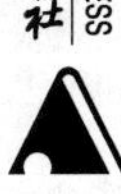

广西师范大学出版社
GUANGXI NORMAL UNIVERSITY PRESS
·桂林·

第二十七册目録

嚴氏秘傳錦囊不分卷（第三至五册）

〔清〕嚴惕安輯著

清抄本

水　傷寒叙

類傷寒時邪風温春温濕温冬温伏暑伏邪

嚴氏錦囊　三

嚴氏秘傳錦囊

同里嚴楊安熙辰輯著

傷寒叙
傷寒時邪
春温
風温
濕温
伏暑伏邪
冬温

夾陰症

刺脇傷寒

傷寒叙

凡傷寒揔稱之名（已係咳之外又有）冬温与春温湿温与風温夏令伏暑秋令伏邪晚發又酷暑中暍嚴寒中寒

凡六淫外感風寒暑湿燥火蓋風為陽邪善行数变最易化熱初起未化熱邪痛如劈身痛如被杖可用羌防東、羌活防風桑、防荊防、邪痛羌活防風身痛秦

温症当從仲聖莫参出西生方

凡是表症身熱出疹之機切不可用開竅藥如用之則開門逐入邪不能出必死若竅閉不通邪入心胞神昏不知人事方可用開竅法

防欬嗆荊防寒為陰邪得人身之陽氣鬱而化熱也若初起未化熱可以發汗淡豆豉生麻黃小柴胡湯（能發汗）羌防荊防、秦防、暑為陽暑陰暑之分陽暑可清熱陰暑可散寒又暑必挾溼又暑溼阻藿香正氣散六和湯又暑溼熱三氣交蒸又暑溼可用芳香之品又暑溼熱感秋涼而發又暑溼化熱溼為陰邪溼為[illegible]

形之邪，濕為粘膩之邪，不易速化，用蒼
朮、以朴、枳實、梹榔、赤苓、澤瀉、猪苓、米、仁
以致濕困傷脾，土失運，必停食滯，可
濕可燥，濕之品及其濕鬱化熱，去以朴
易真，以速燥為陽邪，至秋燥令而發，最
易致津潤液而化熱，舌乾燥，津須潤，解
不解，鮮生地、芦根，知此詳參，火為陽邪
若初起壯熱無汗，在經火鬱發之論用

傷寒敘　二

表散之品。若火邪化為壯熱，脉形拔大，口渴舌乾燥而汗，壯熱用白虎湯；虛體用洋參、鮮斛、鮮地、洋參白虎湯、人參白虎湯，最稱知也。若神昏舌絳，犀角地黄湯；牛黄清心丸、至寶丹、紫雪丹皆可選用。

凡足太陰脾土、足少陰腎水（又可温脾助陽）、足厥陰肝木，此謂足三陰。淡附子温腎經血分寒邪，安南肉桂專温腎經血分寒邪，煖益智

仁，而温太阴脾土之空邪，白朮、苍术、茅
术，温脾土之湿邪，野於潛术，和脾胃化
湿，吴萸豪或豪温足厥阴肝经之空邪，
而白芍佐之，乳姜豪或米温胃中之空
邪，且化痰饮，止呕吐，姜通神明，祛秽恶，
所以去濁阴痰饮而止呕恶而除没水，
反佐之桂枝，以和营卫，足太阳膀胱经
之风伤卫，又治汗多热不退，而白芍佐

傷寒叙　　三

之又溫之法，治冷在麻黃　柔或木又外
炙麻黃，蜜炙麻黃，是太陽膀胱經藥，治
傷寒病及時邪初起，無汗形寒發熱頭
痛體痛，表邪未達而羌防佐之，柔防佐
之。或咳嗆，荊防佐之。煨益智、炒煨肉果
　米麩裹煨去殼研細，溫脾土寒邪，脾土
經邪，益智、肉果二味並用，而白朮以朮
茯苓佐之，以及平胃散、胃苓湯之，砂枳

术丸佐之。

凡素不用膏，但看药书頗多，与人看调理病，惟用温补一法，但六府以通为补，须分用疏通法温通法以及时病初起，表散法清解法又甘寒能除大热法，又急下存津法又釜底抽薪法又补阴法补阳法温健法清泄法清降法回阳法引火归原法扶元逐邪法养阴化湿法壮水制火法

伤寒叙

四

凡用甘草能除大熱法用蘆汁焙石羔可

生甘草　熟生甘草佐記方合甘草二字

之意用知母[illegible]以存陰液加粳米攝以

存胃氣加大竹叶莖以滌心煩若虛体

加西洋參[illegible]覓麥冬米以養陰液再加

鮮石斛果打爛或可以存胃津或煎飲

加鮮生地汁

凡用急下存津法輕則涼膈散（另表並漢後治）亦易遂易

服，重則承氣湯，

凡用釜底抽薪法。大便七日未行，壯且舌黑，缺津口渴，神蒙譫語，舌根苔厚垢膩。脈形沉數乏力，病將兩病時，須行大承氣法，輕則先用涼膈散治。

北直隸沙高土燥之地，其氣宜無多真傷寒症，其中風無多類風痛，其餘溫病甚少，

傷寒敘　五

江

南共廿真傷寒症江南省地卑氣濕之鄉其地濕溫，是以多濕多痰，每多濕並症，痰飲病多風溫犯肺夾痰濕溫傷(侵)脾夾食，又哮喘夾痰鬱將濕邪無出路，又痢疾夾積滯，又三瘧夾痰夾濕，又類瘧濕甚鬱蒸少但但眠，又冬溫邪冬溫春發，又高年瘦中舌強言蹇語聲不清手足偏廢半足麻木不仁等症

内经云先夏至十日为病温湿温。風温、後
夏至十日为病暑暑当与汗皆出勿止
余想强人夏天出汗觉得倍舒健而况
病人夏热苦汗须得一汗再汗所以[illegible]
勿止之论有汗则恐邪陷汗而泄[illegible]至不能泄
内经云解弱若燔炭汗出而散　凡时症
最易失表失下
凡伤寒症，吃青盐橄榄，吃荸荠杨梅。吃饭

傷寒敘

六

或吃棗梗，或吃竹葉，或病人舌苔黄黑苔者甚多，假黑苔者，醫家看病情甚重，不能說假黑苔，則言病勢頗重，如遇輕病舌黑者，須向明吃黑物否，吃青鹽橄欖否。

凡吃枇杷時，病人舌苔黄膩（音）甚多，此假黄舌苔也。

凡吃鴉片烟之人，舌上灰色者甚多，此假

黑舌苔也

凡吃青鹽橄欖病人舌苔灰色者甚多此

假黑苔也重複

凡溫邪內傳昏淪心竅為之不靈神識為

之蒙閉此邪入心手厥陰心胞是以喃

喃譫語筋絡為之收引手指為之抽搐

此邪入足厥陰肝臟是以頸項風動此

肝風掀動神糊譫語兩惡款並至藥力

傷寒敘七

雖挽天機勉務以吾人事乃請去脈案須要熟記須宣敷想風或是渴生切記切記凡病人温邪壯熱時癒化熱以手按病人心窩譚心檯如拳頭逼心窩按之下声此心神昏主不治之症也勉務詳參生地鮮斛東竹葉及碳茶神大棗仁芫根知母石決明之類但病人心窩如檯一定心神昏主神主失守不治

之症也

凡溫邪与伏暑化熱，吃雪水成，方出大汗。

不治之症也

凡時邪化熱，吃生汁乙碗，方出大汗，邪出

去路不治

凡時邪化熱伏暑化熱，吃白原湯，方出大

汗，邪出去路不治之症

凡時邪化熱冬天時邪溫邪化熱，吃西瓜

傷寒敘

八

為妙夏天吃雪水為妙冬天吃西瓜為妙重出

切記凡傷寒時邪溫邪病人嘴唇白者血色此為脫血色亡血色乃不治之症也所以唇白最忌

切記下汗不可吃麻黃者湯不可吃石羔

凡冬天吃西瓜夏天吃雪水為大汗一身效如仙丹若者汗必危

凡女人寒熱，適逢癸至，須用鱉血炒柴胡，從傷寒邪。

凡男子寒熱夾傷寒，亦用鱉血炒柴胡，從傷寒邪。

凡傷寒時一綫餘右目紅赤，或兩目外紅色，此邪入厥陰，真陰竭於內，孤陽浮於上，乃不治之症也，擬三才湯或即轉用復脈湯，即炙甘草湯。

傷寒叙

九

當為少陽膽腑之臟

經云冬傷於寒春必病溫蓋其所藏者太陽膀胱寒水之腑也感春木而動其發者〃從少陽經膽甲木而發又云冬不藏精春必病溫蓋其所藏者少陰腎精之臟也感春而動其發者從厥陰肝乙木而發肝與胆為表裡腎與膀胱相表裡其腑者生其臟者死初發時舌乱不存一毫津液所謂津潤必生內風之動瘈

瘲，即是痓厥，胆为甲木，肝为乙木，香服
去木而发，故小柴胡与黄芩二汤为主
方。补遗附
遵仲圣，寒伤营麻黄汤，风伤卫桂枝汤治
之。
类伤寒五症，一曰痰，二曰食积，三曰虚烦，
四曰脚气，五曰内痈。

伤寒叙　十

傷寒時邪

仲景傷寒論有下不嫌遲若慢下之可乘虛裏陷結胸之論然譫語舌苔黑垢者法當下之

吳又可溫疫論有下不嫌早可下之不應再下之論若譫語舌苔黃垢者用涼膈散再另並另服治真傷寒此直隸鄰可之（先分六經溫疫時邪症浙江都可之）先治膜原之邪用芳香法再用清理

傷寒時邪　十一

三焦法再用攻滌濁邪法

凡時病寒熱病、醫生上一日、用過大黄、承下日另請醫生切不可開方用药、但此時邪症必然更大变原是大黄之故也、不得已開方須要告明病家仿此發厥、

凡時邪、脉、弦、細、便泄、汗、多此脱象、在旦夕、毋庸議方萬不得已立此脉案勉擬一方、

凡時邪傷處邪惡，脈細數，舌光無津，心悸少寐，耳鳴，而身熱晉盛，特衰，兩旬餘不解。

凡時症傷處邪惡，手熱經久不涼，左按脈細弱無力，左舌光劫津，此因於元虛不能托邪外出也。用養陰液，即是退熱之理也。扶正氣，即是達元之法。

凡時邪症，脈如新張弓弦之狀，搏指無情。

傷寒時邪 十二

明日必喘脱脉必沉细

凡時病脉重按弦硬者論本此肝家真臟脉已露內風已動不治之病

凡邪甚見沉细脉此陽病見陰脉亦属不治

脉来数大一定陽明邪甚脉来弦紧而硬一定陽明食滞切記切記

傷寒時病起呃喊脉弦硬而紧舌垢膩一定陽明腑滞不通胃氣不得下降以致

兼逆心呃脈細肢冷大脱之証

傷寒症神昏讝語第一是痰火迷心胞用

竹瀝硃粉牛黄萬氏牛黄清心丸

傷寒症神昏讝語第二是邪熱入心胞用

犀角地黄湯白虎湯加竹瀝牛黄丸

傷寒神昏讝語第三是宿滯結於陽明之

腑張仲景陽明有燥矢讝語用涼膈散

可另煎另服不效用顯仁丸子亦不效

傷寒時邪 十三

用大承氣湯

傷寒周身骨節痛，須用羌活防風，內經云今夫熱病者皆傷寒之類也，故凡冬溫春溫冬溫春發風溫溼溫伏暑伏邪，秋發伏邪晚發秋燥皆曰傷寒病者，實江南無正傷寒即皆類傷寒所謂冬溫是也

傷寒病初起嘔吐一定食滯在上焦也

傷寒症，噯出酸脉氣一定食滯左胃家
傷寒症，初起呃喊一定食滯左中宮，
脉诀云，食左胸中两寸伏，凡傷寒症两寸
脉沉细，此由食滯左胃家
脉诀云食左中宮两關伏，凡傷寒症，两關
沉细不揚直下
傷寒初起口泛清涎涎水左此食滯左胃
脘中也，宜噯吐，用紫蘇、厚朴、枳實、梹榔

傷寒時邪 十四

又初起肚腹饱紧痛直嗳酸吐再用紫
苏以朴枳实槟榔
内经云暴病之为火此时邪之热也即伤
寒也又云久病化热此係虚生内热也
即劳热也
時疫在一時之疫也以百日为度正二三
月每多风温疫发热咳嗽以及小儿出
痧子天花四五月每多湿温疫发热便

泄。舌垢。六七月每多伏暑症，發熱汗多不涼，以及瘟病吸受病穢之症，以及霍亂吐瀉等症。七八九月每多伏邪秋發，身熱而汗不解，以及伏暑類瘧、正瘧、紅白痢、濕熱等症。十月每多伏氣發於冬初，伏熱發于深秋，每多瘧痢延久不痊。十一二月每多冬温，發熱欬嗆。若冬温初起，發熱欬嗆無汗，用麻黄為主。若壯

傷寒時邪

圭

熱欬嗆肺熱，大用麻杏石甘湯。若寒熱往來，先寒後熱，小柴胡湯為主方。

內經云：傷于風者，上先受之，所以風溫時邪發熱，必兼欬嗆，以肺居至高之位也。

內經云：傷以濕者，下先受之，所以濕溫時邪發熱，必兼便泄，以脾土為主後之藏也。

凡傷寒症偏于背節痠痛，用西羌活先

防風最灵，但病初起一二日可用，最易劫津舌燥乳

凡溫症大便泄瀉，俗名謂漏底傷寒也。一定食滯在足陽明胃府，未入手陽明大腸也，待泄瀉已然，下黑宿滯而愈。初起所謂熱迫傍流

時症初起一二日，形寒頭痛在足太陽經也，以後但熱不寒，病在陽明也，以後

傷寒時邪

十六

寒熱往來必瘧病在少陽也
溼温病口甜用蘭草湯即有形草叶無形搓香後下內經除去陳腐之氣也
內經云今夫熱病者皆傷寒之類也其实北地至正傷寒江南地卑水溼之鄉都是類傷寒即冬温病也在冬温春發也在二三月風温病居多必發熱至汗欬嗆四五月溼温居多必發熱至汗不解

初起大便泄瀉，舌苔白膩，脈濡澀者多
脈濡數者少，症稱溫邪，溫者甚也，六七
月伏暑症，八九月伏氣晚發，即伏邪發
于深秋也，九十月應病居多，十一十二
月原歸冬溫症也

余着夾傷冬溫症屬罕見，兩者夾傷溼溫
症。夾傷風溫邪夾傷伏暑症而用附子
而愈，病者更少見也，夾傷時邪症五日

傷寒時邪　七

之內可用桂枝，不但一矣之分化熱胸
數大口渴仍要涼藥，所以醫家每着夾
雜症先要告訴病家，先用桂枝和營衛，
然後用涼劑。若在冬天五日之內先用
麻黃不抹炒淡豆豉桂枝或附子不待
其化熱然後用涼藥，以使病家不不疑
惑傍人於談論。

凡着時邪汗多如雨亦可用桂枝固表和

營衛。再用白芍、甘草，和營衛。

逐溫時邪症，當臍築築動氣，按臍間跳躍倏。此謂腎虛一定，食滯結于小腸之府也。凡臍跳脉細肢冷，屬腎虛不足根本撥動。凡臍跳脉緊數，屬鼓宿滯結於小腸之府。

凡着時症，須着胸前及痧斑疹，須按腹硬与不硬，須按臍跳与不跳，須按於上太

傷寒時邪

六

陽脉大与不大趺陽脉左足背之四裡

以診胃氣之有無

内經云冬傷於寒春必病温盖其所藏者

足太陽寒水之府也及其至春而發者

足少陽膽木之府也

内經云冬不藏精春必病温盖其所藏者

足少陰腎精之藏也及其至春而發者

足厥陰肝木之藏也但病從六府而發

者生者多。病從五藏而發者死者多。

凡五日間溼溫時邪，一宅（腹痛且脹）食積內阻也。何也？蓋脾土惡溼而喜燥，以其溼困傷脾，脾但不能運動而宿積必不能運化，故以初起泄瀉須厚朴、枳實、檳榔，繼以五日不大便，發熱不涼，可用涼膈散。

凡時疫四肢厥冷，須用四逆散以營所提其表其裡之邪，以只實消食健脾之主

傷寒時邪　尢

四肢脾冷而運動則四肢猶溫以白芍甘
味酸甘化津以存陰液
凡溫邪七日之內神昏舌黑四肢厥冷仲
景謂陽邪陷入陰經越深厥亦深邪入
手厥陰心胞神志必昏邪入足厥陰肝
藏四肢必冷但百中難救一二勉擬犀
角地黃湯紫雪丹濂珠西黃竹瀝之類
凡四五月溼溫時邪得暢汗而熱仍不退

此症必危，以此邪熱不從汗孔達泄，是
邪熱不在表而在裡也
凡五四月時疫溫症，七日退涼，今將來復
發熱者，皆多酒食退涼者，未且食肉則
復胃風復熱，須仍慎風宜節飲食
凡四五月疫溫症汗後熱緩脈緩而神清
飲米粥少許者，是病退之機也
凡四五月濕溫症汗後熱緩，而神糊精疲、

傷寒时邪

廿

不能飲米粥，是虛脱之機也。脉緩不數大，如平常脉也，何意亦如平常脉耶？蓋一日脉數大，下一日數脉減而大脉減，以平常脉再下一日必變為沉細而脱也。若着面色皎而帶血者，帶活色者必脱。若聞其呼吸之声甚短促者，脱在頃刻也，須明留心。

凡時疫變病，身熱不揚，四肢厥冷，脉來沉

救若舌苔乳黑而糊者不治症也勉擬

至宝丹 牛黄丸 用竹沥细叶菖蒲汁研

入珠粉三分 犀黄五厘 摩犀角汁三分 待其下

效然后開方

時症脉细肢冷桂枝湯 川桂枝 甘草 全炒 東白芍 姜棗

凡時症初起空热手指厥冷用川连散

凡時症面皖白带血色与面萎黄带血色

此病脱之象也

傷寒時邪

主

春夜間風溫挾溼溫疫喘壯熱汗多便泄脉鼓舌白，投犀石起呃忒喘脫者多矣。若舌苔厚白膩者胃苓湯二陳湯加薑汁、竹瀝；若舌干常六君子湯合旋覆代赭湯加竹瀝薑汁；若大熱大渴脉來大有力者人參白虎湯加薑汁竹瀝。

發為紅癍血虛不足重

時邪脉沉細舌光壯熱風動若昏陷者犀

腹

角、至寶、竹瀝、若腹硬拒按，知腸涼，承氣

此凴症不凴脈，最宜慎之

若手熱不揚，脈細，舌光，風動，目上視不昏

陷，不腹硬，生脈散，復脈去姜桂，若大便

溏，黄芪四君子、清暑益氣，此凴脈不凴

症，若舌黑，脈數，承氣、白虎、犀角正方也

脈細，舌光，虛多邪少

傷寒頭不痛，熱不揚，病邪在裡，裡為陽明

傷寒時邪

圭

之裡也（可下）

風温挾濕温身熱欬嗆便泄厚朴杏子湯

濕温化熱肺敝口渴可用（蒼朮白虎湯）

濕温化熱熱在陽明濕食交阻濕温挾食

蘊結陽明經府（實可下）

暑濕熱三氣交蒸暑風熱先侵肺胃暑濕

化熱熱在陽明暑濕挾食也

伏邪晚發伏暑秋發秋涼引動伏邪伏氣

蓄於內。秋涼束於外。風温化燥邪在肺胃。秋燥傷金深秋伏邪冬温蓄伏三陽冬温者發邪在少陽陽明者温可汗不解

四季傷寒脉見沉細四肢厥冷一由食凍傷脾脾陽不得運動一由先天不足元虛無力抵禦但虛中挾食宜難圖治補則留其邪瀉則傷其正

傷寒時邪

二十三

一由仝房奪精脈來沉細不揚一由鬼祟
但偏脈來細沉不揚
凡陽症見陰脈屬於難治
凡邪在胆胃舌黃孔嘔逆黃連溫胆湯。若
舌黃孔嘔便泄葛根芩連湯
夹陰溫邪化燥舌絳劫津風動譫語脈細
肢冷用涼礙傍人之說用溫徒耗其陰
液，醫於此際勉擬復脈湯去姜桂但前

途用過犀、羚、連、石而斃者甚數，而用温燥劫津之劑，風動痙厥亦甚數。

傷寒

傷寒脈細肢冷，確是先天不足，元虛無力抵禦，故脈息不揚；若手振震爲水少風動；若心宕爲元主先亡；若譫語爲神散不能守舍；若煩躁坐起，禁之，印心爲下元無根，浮陽上越，須防再察，餘症悉收，可用復脈湯。此脈散若舌光，舌症甚疑。

傷寒時邪

三四

時邪脚冷脾陽虧時邪下冷胃陽亏時邪脈細腎陰亏時邪脈軟肝陽衰時邪下足不溫並抱夾陰的係平素陰陽虧衰胃即是退也健肝即是心陽痢無不渴因下多惡候

傷寒面油不治鼻樑黑色不治壯也舌蔫白不可用犀角石羔

時邪服涼膈散大便下解此名壞症不治

下後神昏不清者亦名壞病不治唇焦

不治臍跳心中虛挾食十人九死

真白痦症脈散大舌乳黄壯熱狂渴大汗

大腑此湯主之若無汗壯熱者不可與

之

今夫熱病者皆傷寒之類也其實暑溫化

熱伏邪晚發秋涼束於外暑熱襲于內

乘涼而發由經謂邪之所湊其氣必虛

傷寒時邪

壹

而獨時邪病其症更速何則因其一身氣血精神被邪火敖爍是以元氣立見消亡故爲之不測十五日而斃

凡傷寒病啟坐起如狂此名陽脫不治

傷寒須分六經邪在太陽形寒頭痛邪在陽明但热不寒邪在少陽寒热往来邪在太陰热势不揚邪在少陰四肢不温邪在厥陰四肢厥冷

仲景温邪忌汗是忌麻黄误認傷寒而不忌柴胡和解

傷寒与温邪病一見四肢厥冷一見脉来沉细不是夾陰定是陽虚小建中湯黄芪建中湯附子理中湯

時疫四肢厥冷脉沉细不是夾陰定是陽虚若脉细肢冷舌蒼白小建中湯若脉细肢冷汗多舌薄白黄芪建中湯若脉

傷寒時邪

二十六

虛實不同

細肢冷汗多便泄舌蒼白附中理中湯若脉細肢冷舌白膩胃苓湯加二陳湯枳實檳榔脉細肢冷腹滿者胃苓湯重用桂朴若脉細肢冷而便泄者平胃散胃苓湯見純虛者六君子湯若脉細肢冷舌光無津者復脉湯若脉細肢冷舌紫絳而亂者不治勉擬雞子黄湯若脉細肢冷肝風擾動由血虛生風不治勉

擬生脉散、復脉之類，去姜桂。或加石决潛陽之品。若脉细肢冷，舌苔白而神昏，知此謂表症未離而時邪直入內陷，比傳經症重十倍，不治，毋庸議方。

傷寒症正面是陽明邪热，而反面就是少陰真的不足，滋心復脉。

夾陰傷寒，肢冷脉细，附子理中湯、人參四逆湯、真武湯、復脉湯、桂附八味丸。

傷寒時邪

二七

凡傷寒初起，世醫一定挾食旁流，枳芩疑矣。須用川朴、枳實、檳榔、神曲、查炭，如寒甚加淡豆豉、北紫蘇，如欬嗆加前胡、豆豉。俗名謂之漏底傷寒症，須用消食藥。

又病初起噯氣，噯出酸粕氣，一定胃中食滯未化，能得下出最妙。

補虛傷寒，股參脈細，補中益氣湯、歸脾湯。

六君子湯、十全大補湯。

傷寒傷寒。肢冷脉細。復脉湯。生脉散。玉女
煎。大補陰丸。四物湯。
冬溫內陷手厥陰心胞痰火內熾足厥陰
肝藏風相擾動而下文於是凡素風動
火係風威煽爍於裡手厥陰心胞絡不
能安靜痰火因此而擾亂神明出喃喃
譫語狂言總對此必然之勢而足厥陰
肝經亦不能條達風火因此而內襲經

傷寒時邪

二十八

後世頻頻風動循衣摸床亦必然之理

傷寒挾食正面陽明腑實下條反面脾胃元氣不足

又內經云陽暑可清熱陰暑可散寒

正二三月時邪發熱病名春溫春三月時邪發熱若起欬嗆者為之風溫時邪內經云傷于風者上先受之故上起欬嗆

又內經云發熱惡風自汗脈浮數者為

之風温，

〇五月時邪發热，若大便不实者，为之溼温。内经云：傷於溼者，下先受之，故下趋便泄不实。夏至前十日者，为之溼温；夏至后十日者，为病暑。故六月交暑之際，故称吸暑、暑暍、暑溼，热三氣，暑溼为患，暑热直中三陰，神昏不治。

六月時邪發热，病名伏暑。

傷寒時邪

二九

七月時邪發也病名新涼引動伏邪又伏邪云新秋而發又秋涼引動暑邪

八月時邪發也病名伏邪秋發中秋引動伏邪又反受暑熱發于中秋夏病秋發

九月時邪發也不涼者病名伏邪晚發故夏受暑也至秋而發皆稱伏邪晚發又云伏邪發于深秋又云伏邪深秋而發此伏邪深伏矣

十月時邪發者病名伏邪越秋而發又名冬温初發

十一月時邪發者病名冬温時邪

十二月時邪發者病名傷寒症又名冬温症（冬月感正氣之寒邪為之傷寒，感客氣之温邪與不正之氣為冬温）

内經云今夫熱病者皆傷寒之類也故四季時邪混稱傷寒症也

春令風温時邪，移病冒節宜用東光羌活

傷寒時邪

卅

表裏合病

防風若形寒發熱者應用梔豉湯加柴胡黃芩、原症舌白厚朴[illegible]達原散原症舌黃、羚羊[illegible]達散

寒熱赤痢白痢（或瘧）舌白西昌喻嘉言逆流挽舟法合六和湯加防風葛根

寒熱紅痢舌白柴葛解肌湯合六和湯加防風桔梗黃芩赤芍

壯熱紅痢，舌黃，葛根芩連湯，加赤芍、查炭
木香、青皮、枳殼、苓澤

手指抽搐，為血虛生風，如脈大舌黑，為熱
盛生風，時症忌兩目上視，為陰盡欲脫
元虛大忌，如厥症兩目直視，額汗頻泄
此謂亡陰欲脫之象也

瀉痢傷寒無多，補中益氣、歸脾等症，當以
脈舌察之，時症病脈亂，舌光，心悸，耳鳴

傷寒時邪

三十

為營虛邪戀，復脈湯去姜、桂，加青蒿、炙鱉甲、石決明、茯神。

邪熱入於足少陰、足厥陰，手熱不揚，脈細肢冷，若兼表症，四逆散；若全入少、厥二陰，若舌光紅不紫者，復脈湯去姜、桂，存陰化熱，養胃生津法；若舌黑、舌紫、口渴、神昏者，此謂熱深厥亦深，陽極如陰，勉擬犀角地黃湯加珠黃、竹瀝、[illegible]治之症

傳經云邪由表
入裡四肢不溫厥
無疑矣
又直中陰經之之之
邪初起即厥冷矣
若傳經之熱症始
無而後不溫症者
間治法大異一則
自愈来氣一則
經中四逆

邪入陽明壯熱口渴脈大而自汗
邪入太陰身熱不揚腹滿四肢微溫
邪入陽明大熱大渴大脈大汗白虎湯主之
邪入少陰四肢不溫
邪入厥陰四肢厥冷
邪入太陽頭痛項強惡寒惡風
邪入少陽寒熱往來口苦嘔惡脇痛
邪熱入於手少陰手厥陰身熱不揚脈細

傷寒時邪

圭

肢冷若舌紫神昏安宫牛黄清心丸犀角地黄湯加羚羊石决、鮮石斛、芦根、菖蒲、鬱金、元参、金汁、銀花。

仲景論温病不可發汗，汗出則痙。又云誤發汗，汗出津液傷，傷陽身必灼熱。殊不知仲景誤謂傷寒而用麻黄，誤發其汗，重傷其陰液也。但春温與伏邪，本屬半表半裏少陽經見症，故以小柴胡湯為主。

温症當以黄芩湯為主方

方紫蘇為和解之祖劑。並無發汗之品。不學醫者皆謂紫蘇為發汗而麻黄為發表藥也

時邪壯熱得大汗出而脉靜身凉此邪退也

時邪壯熱得大汗出而脉數身熱不退此正虛邪陷必死

内經云、汗出輒復熱而脉躁疾汗出不為汗衰狂言不能食病名陰陽交、者死

傷寒時邪

壹

也又者心亂也

四時之邪壯甚若脉細肢冷者為伯病見

係脉不治

四季時邪壯甚脉細肢冷若神昏不知人

事為正虛邪陷不治了得已勉擬犀角

地黃湯加牛黃清心丸或至寶丹菖蒲

壽金之汁銀花竹瀝珠粉犀黃

四季時邪壯甚脉細肢冷若神志不昏者

如正虚邪恋。如热盛人参白虎汤。如热盛、鼻血、牙血者玉女煎。如热不盛脉沉细舌光莹津而色不紫者复脉汤去姜桂。

时邪发热如肢厥冷伤阳益气脉来沉细伤阴虚脉舌光莹津胃伤已涸肝风携动液涸生风

阳明热盛生风白虎犹可救石羔羚羊石

伤寒时邪

三四

決腎虧液涸生風痿陰為難收復脈湯去薑桂生地、麥冬、石決、鮮斛、

時邪初起先犯太陽頭痛背惡寒但不過三日就要化熱而不惡寒也次傳陽明日子最多以陽明主肌肉為多氣多血之府其客邪之處地故壯熱昔汗少則一候多則三候次傳少陽日子更多其、邪在半表半裡散達不能透則循不能

陷，即是少陰也。寒热往来，右即是少陽也。试观秋間暑湿頻瘧，少則半月，多則兩月，故小柴胡十餘剂，并妨傳入太陰；辟，倘便渟于热，不得傳入少陰，舌光劫津；于热更不得傳入厥陰，肝風擾動之肢厥冷。惟暑湿穢濁時邪与瘟疫時邪，不傳六经，直走募原，法道涵清中宫，瀰漫三焦，阻遏氣機，閉塞经隧，其热熾心

傷寒時邪

三五

色氣速過三日即神昏舌黑大约初起用芳香逐穢之品藿朴之類如神昏即用犀角金汁銀花甘中黃之品

邪在少陽陽明頭痛身熱脈弦舌黃嘔惡柴葛解肌湯葛根芩連湯

邪在陽明壯熱自汗脈大口渴白虎湯

邪在陽明之府脈沉實而緊按之則痛舌黑神昏譫語輕則涼膈散重則濟陰丹顯仁

丸。若走心包營分，倂發紫癍，鼻血，牙血，
神昏譫語，白茅根、黑犀、紫犀角、地黃湯
加竹瀝、珠粉、犀角、羚羊（加黃內陷）則生地黃清心丸，重
則至寶丹、紫雪丹，又西底法墨雪分辟
疫金汁解毒之可用

夾陰症脈者大按之極軟極空，此真夾陰
症也。又脈沉細真夾陰也，但陽症見陰
脈不治。若陰症陰脈，當用溫藥

傷寒時邪

三十六

滯食氣阻每多大便溏泄朴朮枳椇可用
夾疳痢每多大便泄瀉勉擬歸脾湯去芪
湯代藥不滿方
余友
補門由胡世勛年四十歲初夜溫邪發
熱自餘得汗不解內紅疹亦不解大便
便七日未行舌根乳黃兼絳但脈形極
沉細而軟兩寸關全無脈息參用羚羊
鮮地鮮斛丹皮枳實梔柳仍不退且仍

不大便，今日用涼膈散，再得泄瀉兩次，脉依然沉細，兩寸不起，以後亦得泄瀉二次，其熱漸退，脉漸起，以後發白痦，下黑宿溏而愈。

陳家牌樓陳和叔，年十九歲，四月濕溫時邪，初起塗舌，語聲不清，四肢不冷，脉數大，口渴，暢汗而熱仍不退，雖以新婚夫妻不在家，熱莫實係症也，況指不冷，脉不

三七

傷寒時邪

沉細至第七日神糊譫語而危蓋舌乃心之苗舌本强故以語声不清而塗舌也，必是痰阻心包絡也。況心包絡系於舌本故以和起痰阻包絡塗舌声继以痰迷心竅而危

湯大俱園少年取妾房勞過度患春温神志時清時迷時明坐起牙關緊閉咽痛形瘦眉縐蹙額眼脂夹繞脉細舌絳口

孔用犀連、元參、甘草、黄芩，遂厥死，未識失
麥味、阿膠、生地、白芍

項官人，十歲，素體形瘦（質弱），今患暑甚壯熱（甚），
十日不凉，日輕夜重，神昏譫語，肝（小）風（迴）震
動動，兩目（膀胱絕）上視，其蘇，神志沉倦異常，默默
不能語，脈（浮陽）弦八至，腹（堅實而硬）痛而軟，且左脇下
起（元氣）癖塊，中築築動（拔根），甚大便溏泄，舌微白
如常，汗雖出而身熱如炒，面色晄白如

傷寒時邪

三八

兑形之狀投犀羚石決至寶丹丸但恐不退而神志更屬沉倦今擬生洋參蔗汁焙石糕麥冬中生地茯神甘草石斛苗叶未識應否

殷友蘭內人年四旬歲冬溫將及立春而發了也微汗一夜餘神昏譫語語聲悲低不相接續此鄭聲也吾里叔律右蘭脈弦數餘部如平肝風循衣撮空呼吸迫

從。發於紅疹黃白瘖。形瘦神瘁。言微力怯。痰粘不易咯。目睛上視。投過犀、羚、石羔、西瓜、金汁不效。神愈夜。声愈低。風動目上視。脫左。頃刻急（余）撥人參氣、竹瀝斗桶、紅汁、石羔、牙灌之。而粘痰吐十餘朶。得寐良久而愈。此症幸未投承氣。

又

舌卒。語声。糊。塗。此痰。火。内。擾。色。緣喜笑。了。倦（侏）。此痰。火。蒙。閉。心。色。

傷寒時邪

三九

方楳溪年廿八歲，夏患時邪，病由奪精而起，絡眉戴額，眼脂滿眼眶，神蒙，語譫，時明，坐起癡多，發潑紅色，大便溏泄，口不渴飲，乾嘔嘔，粘痰毫不欬嗆，額上太陽經按之如無跌，但脉按之如無，兩手脉來按之極軟無力，舌如平常，根帶微黄色，甚苦耳聾，手搦搐，汗已洞過，此人譫語叫叫，即清，坐起禁禁，即止，不食不

痳眼睛水紅色，服過犀、羚、連、石、竺汁、雪
發之紅痳漸隱，頭之發厥，四肢厥冷，牙
関緊閉，非投四逆散、復脈湯去姜桂痳
漸透，脈亦稍靜，風動稍熄，今晨仍照前
法，未識效否

未見治法，何必說起

沈
石生，年四旬，體胖，素溫，神昏譫語，肝風
動，發之紅痳，面油，疲喘，便泄，汗多，舌白，
脈大而軟，昏陷而死，挾痰濕中虛，以中
傷寒時邪

四十

症

傷痙脉來沉細而係虛寒元气四肢厥冷而陽虛本元亏極目上視為精神將脫手指抽搐而血虛生風額汗氣促為陽虛欲脫頸心呃喊為胃虛中空臍中跳躍而脾虛實清喃喃譫語為神衰譫語喃喃譫語為陽明燥屎當治分心補中歸肝後脉承症

春令血多風温欬嗆秋令血多溼温下痢
面㿠先向吐血欬面黃先向腹滿便血
脉芤先向暈甚欬嗆脉細先向腹痛下
痢脉弦先向肝氣脉細數血多作銋夢
遺面部青㿠素有遺泄面浮素有痰飲
溼邪舌白膩此有溼邪舌黃膩溼邪化
熱舌紅黑陽明熱食舌紫絳心包邪火
舌光剝腎水不足舌肉刺作乇火旺

傷寒時邪

四二

傷

寒病有十忌有一忌脈沉細又遲陽病
見陰脈必死一忌脈來亂莫序呼吸八
至陽極傷脫必死一忌呼吸之氣短促
必死一忌頭汗又兩亡陽必死一忌四
肢厥冷如冰脈細欲絕必死一忌昏睡
不知人事目直視肝風動一忌呃噦頻
仍一忌大便下血瀉（泄）如豕一忌發黑覺
癡似然神昏一忌下後似然似然神昏

寒不盛，其不揚，頭不痛，汗不暢。全無表症，

邪不從外達，而反入裡，與痰互結陽

明之府。白虎、涼膈。有痰加竹瀝。

小兒口噤如魚口，聲吽如鴉聲，不治。

内經云：傷於濕者，下先受之。所以濕溫症，

脾先受之，便泄黃寒，其濕溫症身熱便泄。

内經云：傷於風者，上先受之。所以風溫症，

肺先受之，咳嗽黃痰，其風溫症，身熱咳喘。

傷寒時邪　四十一

凡小暑大暑時天氣暴熱毋論男女小兒
伏暑時應切不可用綿被遏但要涼地
方過涼毋妨毋用蒲扇搧風因受熱時
病人遏者恐多小兒瘦喘閉塞大人神
昏內陷因瘦綿被遏而致此者甚多
凡身痛如被杖用煮先　羌活本又獨活
防風
小兒素有內熱宜常服資生丸每歲乙粒

小兒素有疫多宜常服珍珠丸之歲之粒
凡肝風動有血虛生風有扎盛生風
須溫與風溫在乃口月時多吃枇杷其舌
苔赤火黃色若吃藥橄欖其鹽橄欖舌
苔必黃所色能真黃之
病人發其吃藥梅甩吃青鹽橄欖舌上起
黑斑椒花莖根其黑色無着實須安留
心能黃之

傷寒時邪

四五

四逆散治麻熱脉冷初起可效

伏天小兒壯熱脉弱若啼哭時眼無淚方

無汗者必抽搐痙厥鮑橄石决羚羊鈎

鈎青蒿丹皮滑石若脉弱壯熱須用犀

角石羔

小兒純陽之体逢大暑令起瘄熱最怕醫

家云疹点未發須內衣服蓋護必致熱

甚壯汎痙厥而能普肖沖

外感瘡唇
幼子宜

兒安須柬三分飢与寒此言的確因小兒純陽之性也

凡時疾舌黃噁嘔此邪在胆胃也用黃連溫胆湯甚效

凡時疾得暢汗方出不凉者其病必凶經云汗出不爲汗衰狂言不能食病名陰陽交交者死也余言汗出不爲汗衰者正虛洩而邪不可達徒傷其正氣也

傷寒時邪

四四

狂言者神亂而譫語也不能食者胃先收而邪在陽明也多者亂也

凡時病汗多而邪不解者徒傷其正氣致以補裏譫語

凡熱久而邪不解者徒耗其陰液致以舌絳枯津

凡時病舌黑譫語聲低身狂無力脈數皆乃此虛脫之象也

凡時痧肝風譫語。若脈弦來脈數大此其
盛生風痰火譫語其甚生風者邪在陽
明將入厥陰也痰火譫語者痰在心包
絡而未入心宮也急用牛黃清心丸（一粒）
或至寶丹（一粒）或細葉菖蒲汁（三小匙）竹瀝（一兩）
研入真珠粉（三分）真犀黃（一厘另服）下小效神
識畧清然後進犀角羚羊石決鈎〻
化州橘紅仙半夏南星壽金茯神鮮地
偏宜時邪

四五

詳解又江枳實全風化硝拌勻又石羔

凡時疫肝風譫語若脉細者，脉細軟此血虚生風神衰譫語必脫莫疑勉擬人參石羔湯加茯神詳也詳解石決羚羊知母鈎鈎竹瀝此血虚生風而入厥陰也神衰譫語而入心宮也

傷寒昏陷脉沉細舌白膩白膩為溼邪蒙閉沉細為食積傷脾脾陽不得運動是

以脉息沉伏不起即陽症見陰脉之症
相反有痉厥之变勉用胃苓加枳桔凉
膈散桂枝芎朮

凡傷寒舌黑晦滑诉恶果集舌紫绛犀角
地黄湯舌厚黄稍干黄連温胆湯舌黄
苔○稍干芦根凉膈舌乳黑厚白虎湯凉
膈散舌光清不紫鸡子黄湯復脉湯推
舌色薄白带苔者一定是症投凉膈白

傷寒時邪

四十六

脈遲先宜裹胃氣

乙傷寒且昏譫語並甚生風十之三而神裏譫語血虛生風十之七即觀百病臨終以及勞協臨終多呈風動譫語目上視不知元陽散失神不收守舍

傷寒脈細舌光滑無苔淡紅剝光如鏡

此虛甚也生脈散又名人參湯

陽明食積因且迫旁流猶可救若脾敗（收）泄

在腑可下

溺斷難救，旁流者，因宿清渣滓未去，而旁邊流去素食湯水也

凡時邪在陽明，熱盛生風，手指抽搐，手揚足擲，其病在腑；邪入足厥陰，而風擾動，手指抽搐，此為痰涸生風，其病在臟。在腑者生，在臟者死。一屬陽明熱盛生風，一屬厥陰肝風

凡傷寒挾食積，切不可幾條錦被大遏大

傷寒時邪

四十七

過則食沫壅上必定神昏厥閉而死

凡真傷寒症北直隸則多有之而江南者鮮

有類傷寒都是冬溫症是寒鬱化熱也

內經云今夫熱病者皆傷寒之類也風

為陽邪易於化熱寒為陰邪得人身之

陽氣鬱而化熱也北城人男二十餘歲

當臍築築動氣按之跳躍如穿梭之狀

大便半月不通用脾約麻仁丸三錢服

肺居上焦，温病多
有從手太陰起病

又另益涼膈散承治大便通而臍跳亦亦止矣。古云動氣不可下，此亦有下之得愈
凡仲景治傷寒先分六經，是足六經，但手六經亦在內矣。劉河間治温熱病先清理三焦，所以手少陽三焦起病，即膜原部位，与手厥陰心包絡相為表裡，即膻中部位，所以初起左手少陽三焦，繼即走入手厥陰心胞，而神志昏迷不知人

傷寒時邪　四八

事糊言讝語再走入足厥陰肝風擾動
而死
凡傷寒時邪旬日餘邪入手厥陰心胞心
竅為之不靈神識為之蒙閉是以絲絲
讝語甚入足厥陰肝臟手指為之抽搐
筋絡為之收引是以頸之風動又時時
穿針引線之象循衣摸床之勢今內陷
若此肝風鴟張惡款蜂起醫於此際而

尚欲平之散之，則未必不隨撲而減去也。

凡病家忌用白虎湯，醫家切不可用石羔。如夏秋時以西瓜汁代之，謂天生白虎湯，吃一儿缸杯。若冬春時無西瓜汁，西瓜露即用梨汁、蔗漿各一儿缸杯代茶吃。若病勢極重，用雪水与金汁各一儿缸杯冷服亦可，須得實火壯甚。若虛火內甚，不可用雪水大涼。若夾食滯，宜先

傷寒時邪

四九

用凉膈散不另煎若火症吃雪水須消暢汗以手方可邪從外透之機若火症吃白虎湯亦須得暢汗為妙若苓汗邪未透外

但江南洪江之人其傷寒類傷宜與冬溫邪若溫邪化為壯熱而洪舉印力大口渴頗多飲且喜冷飲發狂譫語此邪在足陽明多氣多血之府客

邪之處地須用竹叶白虎湯若邪火內熾、走入手厥陰心胞營分神蒙譫語口渴煩躁舌色紫絳本用犀角地黃湯加芦根鮮斛若神昏甚則加珠粉二分、犀黃一厘、濂珠粉二分真犀黃一厘研極細用鮮竹瀝兩搗和送下再用牛黃清心丸一粒研細和送甚則用至寶丹一粒研細和送若夏令或邪火極熾之際神昏不知人事

傷寒時邪

五十

方急用紫雪丹彔和送

凡傷寒時邪寒熱誤下以致脈細肢冷急用生脈散甚人參末麥冬子北五味子研末以斂虛脫合桂枝湯以桂枝末東白芍炙甘草各以和營衛加薑[illegible]棗為佐桂桂枝湯以和營衛若誤下以致脈細肢冷加手汗易泄者用生脈散合桂枝白芍甘草再加黃芪牡蠣或桂枝龍牡救逆

湯　左牡蠣　母踏炳　大豆黄芪　米蜜水炙

凡時症時邪病人面色青青兩目定視不怕火光此邪在厥陰而昏脫之兆也勉擬人參白朮湯

凡時邪病人面青皖目定視不怕蠟燭火光必致昏脫

凡時症舌色更变無常病情变端不一

凡時症少腹堅硬如石按之如按木板壁而堅硬無情此脾土已敗不治之症也

傷寒時邪

五十一

脾土已敗[illegible]　兩大[illegible]

不得已勉擬大承氣湯朴實硝黄製以朴、木江枳宜乎元明粉乎生軍錦紋乎

或生錦紋

凡時症胃脘中堅硬如石按之堅硬甚情此胃土已敗了，治者多不得已勉擬涼、膈散承另益另服凡用涼膈散須以另益另服切不可用錦色了五味，

凡時症死氣頻頻汗泄而邪了不從表達矣

屬遲疹而熱不從疹退，又黄膩濃厚通，而邪熱仍然不化，仲景篇謂之壞病。壞病在何？而陽明胃府先壞之故，以汗出邪不達，疹遂熱不退，大便通而邪熱仍然不化，則危殆。

凡邪入手厥陰心胞，喃喃讝語；邪入足厥陰肝藏，頻頻風動。此二病款不能兼至為幸，若風動譫語二款兼至，在不治。

傷寒時邪

五三

凡時邪吃柴胡不發汗此因不通外不達或食太多積阻於內不能達邪於外所以服柴胡發汗

凡病人時邪一發餘舌苔乳黑黃津舌尖紫絳起刺神昏譫語酥軟無力壯熱一一發不涼用犀角地黃湯烏犀尖方鎊或摩沖汁以清營分之熱鮮地涼血熱活加赤芍和血牡丹皮涼血熱

凡時邪舌苔乳黑些津根苔黑垢脉洪來
有力壯熱狂渴引飲冷水發狂罵人時
欲坐起而病人有汗脉壯熱不解者用白
虎湯用竹葉石羔湯脉沉實腹痛且硬用承氣湯
凡時邪舌苔乳黑些津根苔焦黑且垢脉
沉來有力者大便閉約七日不了此陽
明臟滯不通陽明燥屎譫語用涼膈散
及切勿錯過須知另煎另服又大承氣

傷寒時邪

五十三

湯

所治汗不遂早下不遂　若頻熱在內者大便秘結不下然後以大承氣湯

犀角地黄湯　鎊烏犀尖　貝摩暹羅犀角尖

生鮮地　丹自打　赤芍　和血　行血　牡丹皮

凉血

凡時邪既熱盡退脉细舌白色虚乳無津

宜用西洋人參　佛蘭洋參　鮮斛　鮮地　嘉

定花粉　肥白知母　雲白茯神　以後鮮生

地換细生地加覓麦门冬以後用三才

湯。後歸湯。即炙甘草湯。或去姜桂。

凡時邪目上視左足太陽經已絕毋庸議

方。傷寒論上

凡大清龍湯去桂枝即麻杏石甘湯治傷

寒化為壯熱口渴脈來大有力汗不多

用麻杏石甘湯

嵇康賦云形恃神而立神須形以存去其

形即死證以傷寒時邪糊言讝語循衣

傷寒時邪

五十四

模床撮空此神先去矣神者魂灵也形者軀魄也

凡時邪病不知人事者神先去矣

凡牙関緊閉須用烏梅肉擦牙関牙肉處其牙関即開甚靈有驗因酸能軟牙齒亦能軟筋骨又因其酸味能生津液也

又病在危篤牙関緊閉不治之症也

凡吃蔗汁焙石羔下喉大汗一身[此]不治之

勉將開竅法可又

痘也○邪苗出路之機○

凡傷寒時邪旬日間面目赤而紅色此脈陽浮越不治之症也若吐過日用湯犀角地黃湯勉擬三才湯復脈湯

凡時邪一痙條亮條款是肝風動神昏讝語瞎條款是心窩潭撥之霍霍穿跳此神志已失面眼白赤而紅色此脈陽浮越不治之症

傷寒時邪

亞一出白甚多

凡時邪旬日餘頭頭汗淺而表邪不為汗衰衰處處透疹而其勢了了從疹逆逆黃腑清處通而邪其併然不皆昔仲聖謂之壞症陽明胃府先壞也其中三才湯復脈湯不用

不當下遂

凡傷寒時邪一表餘舌苔中心灰黑根黃進黑且厚一定夾食傷寒等疑須用涼膈散不另並另吃如不下用大承氣湯

凡醫家看時邪壯熱發後餘積虛氣○。則用清補藥，用人參、白虎湯、虛人參、或半蘆汁焙石羔、再或半肥知母、大覓麥冬、貝大原生地黃或半生甘草、粳米之茯神之

凡少年男子時邪壯熱大忌譫語神不出，舍乃心包受邪，大忌風動血虛生風乃厥陰肝藏受邪，死的必疑矣，陰必下謗

傷寒時邪

要六

誨，所以石羔不宜用，而用活水芦根亦代之，最妙，即是暗白虎湯，况且真夾陰症，是不治之症也，所以石羔慎用之，宜芦根代之，梨汁、淋蔗汁、梨代之，以免後謗誨，必擬疑爽夫陰症，而石羔斷不可用也。白虎湯畏之也，虎也，若病前洪未合房，三日之內，皆犯房事，亦宜勁用，因成至謗誨也，以免少年男子旁人起疑之心

凡
時邪症一般條。右目紅赤、或兩目多紅
也、此邪入厥陰、真陰竭於內、孤陽浮於
上、所謂陰涸陽浮、乃不治之症也、勉擬
三才湯以及復脉湯即是矣、甘草湯
切
記犯傷寒時邪舌苔灰黑厚垢陽明宿
滯夾雜邪滯兩阻須用涼膈散、亦另煎
另服、又用大柴胡湯亦可、內有柴胡與
生錦紋三　如不下用大承炁湯

傷寒時邪

五七

凡時邪兩顴面色晄白嘴唇無血色此亡
虛邪盛嘴雪白無血色此人氣血兩虧
不治甚多

凡時邪旬日撈心中心若如擣此神不守
舍神先去矣神去其形即死

凡時邪病小汗則熱緩大汗三身則熱退
又熱退則脈緩乃邪從汗達又疹從汗

汗泄此爲喉之

凡時邪化熱，一經之外，兩經之內，以平手按病人心窩，譚若心跳，心若如擂，乃心不能主持，及至經絡必定，神昏發狂而死。此決死生之要也。所謂心不藏神，肝不藏魂，神魂不能守舍，獨孤陽浮越於外，其所依歸，兩經時壯熱，如烙壯熱，其情激至手指厥冷而死。

凡

時邪溫邪化內壯熱，至經附而病人手

傷寒時邪

三八

無汗厥深者何醫論症之則必辨脈者

指厥冷若脱左頃刻難回仙丹莫救

凡傷寒時邪而病時病人心窩潭心窩如撞此心君無主神志失守不治之症也

凡傷寒症大熱壯甚無汗必定昏陷痙厥

如小科疹瘄不出脂亦必定昏陷痙厥

凡傷寒時邪將及一候六日無汗須防痙厥但一候無汗切不可用石羔若一候時有汗泄壯熱煩躁狂渴彌甚勉撥

麻○杏○石○甘○湯發汗○清○熱

切記時邪壯熱發汗狂渴譫語投白虎湯

表暢汗以子邪不可逆不易治之症也

又冬天吃西瓜夏天吃雪水子發暢汗

不治之症也

如五月濕溫化熱八九月伏邪化熱吃西

瓜吸用厚綿被逼出一身暢汗方可邪

從汗達又大便旬日不行舌根焦黑厚垢

傷寒時邪

五九

乃陽明臟熱不透須用涼膈散每易激

易服切不可銷色

凡時邪六日內間氣閉須云先發白疹後

發紅斑見疹須用牛蒡子半須以研細

速翻亮之淨蟬衣荼戈城苦桔梗多載

藥性上浮

昔在葉天士先生老於七旬以外之年患

時邪化並苓汗自云自語若然不是親

生姜必定青龍白虎湯有膈人要知膂
埋伏間廿說函句到彼診脈而壯廿脫
云云必定青龍白虎湯投之而愈大青龍
湯去桂即是麻杏石甘湯再加知母粳
米即是白虎湯用軟石羔每蔗汁焙質
重氣經辛涼解肌生麻黃去節開肺
發汗苦杏仁泄肺透疹生甘草調
胃和中肥知母存津化也粳米以助胃氣

傷寒時邪

卒

凡時邪七日脉來弦數且洪大而洪狂渴壯
熱若汗用白虎湯合麻杏石甘湯若病人
一夜時暢汗一身其效如仙丹若身若
汗泄邪不外達難治之症也若病人神
昏者不治之症也即是內陷心營內經
云心傷則神去神去則死矣若病人氣
急者氣短促者不治之症也乃邪甚盛正
虛必致脫營疑矣且危在旦夕謂不旋踵

凡時病惡寒頭。汗、如雨汗多脈細欲脫者急用生脈散桂枝龍牡救逆湯合黃芪建中湯甚人參莧麦冬北五味半或用又佛蘭洋參代綿黃芪止汗蜜炙以桂枝、用東白芍、甘草半五花龍骨半左顧牡蠣可煅加淮小麦三小紅棗三个穞秕扎和傳抱木茯神三大酸棗仁三一生姜飴糖

傷寒時邪

奎

凡幼年時初一歲餘，大便不通，用涼膈散，
每包另煎另服，往下而解，在少年甚多。
但幼年時症倖弱，脈細軟無力、神疲面
㿠，唇白無血色，而大便不通者，投涼膈
散下結糞而脫者，十中見一也。這醫道
之難，用藥如用兵也。又晚年時症往冷
汗頗多，氣急而脫者，十中見一也。勉擬
生脈散、桂枝龍牡救逆湯、黄芪建中湯

加茯神、棗仁、淮小麥、小紅棗、[illegible][illegible]乳三只

凡溫邪不從足三陽起，而從手六經起。其危反速，初起左手少陽三焦，胸間懊憹，括病機。病明日邪走手厥陰心包而神昏不知人事，雖鞭長莫及矣，所謂逆經起病更快。

凡時邪化熱，肺發白疹，口乳麻木，用鮮霍

山石斛（另自打，鈎皮去）、羚羊角、錢、經霜桑葉、錢、丹皮、錢

奎

牛蒡子三　淨連翹錢　苦杏仁三　苦桔梗子
淨蟬衣半　若咳甚欬嗆，加香青蒿三　淡
黄芩錢　前胡三　若鼻衄，加黑膏湯：淡豆
豉三　與鮮生地錢　合搗，加梔豉湯黑山
梔三　若自汗，壯甚，狂渴引飲，脉来洪大，
用白虎湯：蘆汁焙石羔錢　肥知母錢　生
甘草、粳米一撮，以助胃氣，加大竹葉三片
以除心煩。若壯甚，舌絳，偉，發紫癍，用犀

角地黄湯以涼心營之血

凡時邪初起嘔吐實滯在上焦切記脈訣云實阻胸中雙寸伏

凡時症初起七日之内須以汗脈俗語云瘄芓大小出汗就好瘄芓大小出來就好

凡看時症瘄發旬日醫家云辟蔓紅痧白瘄而病家用綿被遏死者甚多凡做醫

傷寒時節

家云毋過毋違風

凡時症兩頰餘病人兩目紅赤乃係熱不能滋養肝木以致肝陽之火失於下潛脈形細弱細為係毛弱為虛火用三才湯復脈（脈）湯人參白虎湯加麥冬

凡傷寒太陽篇云汗漏不止惡風小便難汗漏不止者乃腠理不密汗孔開泄不能撤開被頭而以陽虛惡風此必然之

理也

汗為陽之津內為陰之液汗多於外所以小便短赤而难此亦必然之理也用玉屏風散桂枝龍牡救逆湯黃芪建中湯桂枝白芍甘草黃芪姜棗加淮小麥癟桃干飴糖

切記切忌凡時邪一發灼熱無汗脉弦數大者必邪入厥陰風動痙厥不治之症

傷寒時邪

壹

一如但一發時灼熱如烙以手按其胸腹後胃焦灼無情全無潤澤之象自無津汗泄邪無出路脈形弦數且大按之強勁無情全無和緩之脈象也勢必熱盛生風風動痙厥不治之症也勉擬人參白虎湯合柴胡白虎煎加羚羊角石決明鉤鉤斗熄風之品

凡時邪初起四肢厥冷用四逆散最妙焉

胡赤芍枳實甘草

凡時痘一發餘大便下血黑如尘涕此脾絡大傷不治之症也

凡時邪症下順下逆得暢汗而熱仍不退此謂逆症見紅疹白痦而邪熱不退此謂逆症內大便而熱仍不退反增氣急此謂逆症

凡時邪症心不藏神肝不藏魂神魂出舍

傷寒時邪

齒

喃喃譫語不治之症人力不能挽回

凡時邪症左手主外感右手主內傷但左三部不見弦數大而見細濡不揚者即是陽症見陰脈命必危殆

凡時症邪火內熾甚盛生風於是風乘火勢火假風威肝風如此掀動攻之不可達之不及藥不至也莫可為也

凡時毒令風溫時邪腹痛如刀刺名之曰

[illegible]熱腳傷寒不治之症

凡交至時瘟溫時邪一般條呼吸氣息名之曰氣急傷寒不治之症

內經云今夫熱病者皆傷寒之類也凡の四月間瘟溫時病與七八月間伏邪秋發一般條化也

切記凡時症傷寒至七日病不治之症時症見唇白無血色者不治手臂厥冷左

傷寒時邪

室

不治氣急傷寒不治傷寒一歲餘便下黑漆血如生漆不治傷寒見肝風動者不流乃邪入厥陰如目上視左不治乃邪入厥陰如又是太陽經已絕如時症見神昏譫語不治乃心傷則神去神去則死矣即是邪陷心包時症一歲餘後需匡灼熱情壯也如烙熱汗在不治

危

處傳時邪用青蒿之棗十[illegible]味成方以

代柴胡。以泄少陽之邪若頭痛梔豉湯
若鼻衄黑膏湯停痛羌防脇痛旋覆花
湯又少陽脇痛小柴胡湯不可缺又宜
兼往來相代少陽經藥不可缺小柴胡湯
凡陰虛時邪汗出兼後汗亂兼壯直蒸候
化邪須用西洋參少炙鱉甲米金石斛原支
之青蒿子之鱉血炒柴胡茶粟茉少湖
丹皮少連喬少茯神之益元散之桔紅
傷寒時邪 卒

牙色粉之者蒿鱉甲須用洋參鱉甲以養陰而益血如何所以達邪

凡時症病人徹夜無寐為大忌訣謂陽不交陰故目不瞑將來必致陰涸陽浮蓋其陰告竭於內孤陽浮越于外脫象是慮處波堪慮

凡時症脈息極細極弱極無力者其危脫在須刻間也又時症面色青暗舌唇焦

脫之証也面色紅膚且

凡時恙目直視將燭火移去病人目前而

目不閉合見火光不怕去此爲脫之証

也凡時恙面色青皖而人中吊起且短

或鼻煽氣短從去此爲脫去須刻間也

凡時恙脉形弦革無力明日脉形但数無

力去此爲脫之証也啟受彭元孫女年

十一歲八月間伏邪秋發初起類瘧經

傷寒時邪

芼

重相代，名曰子母瘥。後但忽不定得汗不淋，朝輕暮重，至七日間紅疹晶痦而出，仍不退，口渴引飲西瓜，未吃藥以，經譫語，訴謂鄭痛，小手指抽搐，面色青，曉目定視，見火光不畏，怕將燭火紙捻火移在病人目前，而目開不閉，此元陽形脫之象也。又人中吊起，邊乱，下黑垢，舌苔白，膩罩灰色，撤夜苦藥，大便三日

診

前下過，語譫，溲短赤，紅疹五日不回。至病十三日上午時診，脈來少力，至晚向時診，脈來無力，至半夜時呼吸之氣漸短，未及黎明時而脫。停藥，邪無攻補路，雖羚羊、黑膏湯加鮮斛、花粉、茯神無效，吃過西瓜汁無效，但人參白虎湯未用。

凡病人脈數無力，面色青㿠，最易虛脫，目視火光不怕，亦陽虛之地，如

傷寒時邪

卒八

凡傷食時邪脈沉細如無似有若無嘴唇
無血色無血色亡失血此爲脱之兆也

春温

凡温邪病頭々汗濺則邪不從汗達屢々透疹則热不從疹退又黄膩濃厚適則邪热仍然不化昔時仲景傷寒論謂之壞症陽明々府邪已壞如壞症篇云陽明胃氣已損如

凡春温化由壯热病家忌用石羔須白青蔗漿和梨汁各半以代石羔

春温完

凡温邪化也欬喘氣急脉形弦者其情弦勁搏指按之弦硬搏指此肝家真藏脉見其情在其和緩之象如不治者多

凡温邪脉形細者其稍力以至[illegible]亦[illegible]不治者多

凡腎与膀胱為水而肝与胆為木内經冬傷于寒春必病温蓋其所藏在太陽膀胱寒水之府水感寒木而動蓋其所發在從少陽胆木而起其病在府又云冬不藏精春必病温蓋其所藏在少陰腎

精之藏如藏者木而動。蓋其所養者從所傳肝木而起其病在藏但在府者生在藏者死

凡温邪脉形細者其根力不足邪藏於府者多

凡肺爲嬌藏居至高之位内经云傷于風者上先受之故以風温邪首犯肺经

凡春令風温時邪身熱欬嗽者多

春温

七十

風温

凡風温熱發于皮膚之間起瘰心痒搔之可指出如癬疥之狀又如紫雲風狀乃營分之熱宜清營化熱鮮地黃赤芍牡丹皮金銀花白鮮皮地膚子之製稀薟草之或加五茄皮海桐皮製天虫之或連翹土貝金當歸宗内經治風先治血之意若舌白膩大便溏泄者去鮮生

風温

七十

地黄朮朴〻類如注重者朮朴加参散

五皮飲〻膚如風重者瘙痒骨節痠痛

荆防柔防羌防之類加酒炒嫩桑枝毋

忍冬藤毋又虎脛骨〻以桂枝木

凡

治風先和血〻和風自滅説以風药中

必先和血用荆芥防風秦羌又獨活寄

生湯注炒以芎吉子紅花大丹参大伏

牛膝桑枝〻〻 全當歸尾炒赤芍

原書此處缺葉

濕風溫

凡濕溫症初起，神志昏迷，用太乙玉樞丹一二錠，或蘇合香丸一粒，去殼研細。至旬日神昏譫語，用萬氏牛黃丸一粒，去殼研細，鮮竹瀝一盃和送；不效，用至寶丹一粒，竹瀝一盃和送。若挾痰火，用犀黃五厘、珠粉一分，和送。又紫雪丹、更漾、更闹，不可多服，用者一二而已。

凡傷寒時邪，以及濕溫時邪，況濕邪傷脾

濕溫

七十三

易於停滯若時邪七日不通大便舌根焦黑垢膩舌尖屬心苗舌根屬陽明之府神糊譫語仲景傷寒論云陽明有燥屎起譫語急與涼膈散每易益呂服若過一週時仍然不下但腹中轉屎氣在然後與大承氣湯及其下後神清則愈

凡五月瘟溫時邪紅疹白瘖滿佈切不可用錦被蓋遏若遏必死切記切記但著單

布衫身穿單布衫不要遭風勿用鵞毛扇

切記凡温邪內陷風動譫語不治之症邪入手厥陰心包清竅為之不靈神識為之蒙閉是以喃喃譫語邪入足厥陰肝藏經絡為之收引手指為之抽搐是以頭之風動此二款益至危險若斯藥力難挽天機況素問靈樞經云心君不易

注温

芳

受邪客之則心傷，心傷則神去，神去則死矣。又養生篇云：形恃神而立，神須形以存，神去於形即死。

瘟

温病每多大便泄瀉，朴朮枳椇達原飲，小柴胡湯。

凡冬温時邪、瘟温時邪，一劑餘後病人心窩潭灌之，穿跳出，神先去矣，不治之症。此凡病人平素膽小性之，一劑餘旬日

外按心高潭霍々穿跳此心不藏神々
已失毋庸議方不得已勉擬牛黃清心
丸或至寶丹竹瀝珠粉真犀黃七厘又犀
角地黃湯又犀角大生地又用三七湯
復脉湯或去姜桂復脉湯即炙甘草湯
是如炙甘草加參姜桂地膠麻但心中
跳躍如穿梭之狀神失其形即死終是
鞭長莫及所謂形恃神而立神須形以

溫温

七五

存

凡脉濡為溼脉濡為脾土受溼困脉弦為風，脉弦為肝旺脉弦為肝家風藏脉

凡溼溫嘔吐脉弦舌焦黄用黄連溫膽湯以連姜汁炒竹茹去姜汁以枳實炒以姜皮去甘草

凡溼溫時邪脉弦數舌焦黄口渴噫噁語法全前

七十六

氣息論

伏暑伏邪

若時邪初起三日之内擾神志驟昏而舌苔不黑者斷不可用凉藥投之急用蘇合香丸一粒研細先服宜用以朴藿梗藿香枳實檳榔二陳湯又香薷飲六和湯藿香正氣散再用紫金錠一錠磨冲

若深秋時伏邪化為壯熱須用梨汁蔗漿各半或一机缸杯代白凉湯或西瓜暢

伏暑伏邪

七七

服名曰天生白虎湯

凡夏令伏暑化爲壯熱用天水散半可代石羔斤但天水散即六一散中加寒水石一味用鮮荷叶筒扎好取銀針刺數百十孔惟病家忌用石羔此暗代之

凡秋冬時邪發紅疹白痦時每宜用清透法不宜用早用涼膈散宜用羚羊粟汁丹及牛蒡子須用半生或斤研連喬杏仁鮮

斛芒、蟬衣等，或苦桔梗湯、桔梗去蒿不子

早用涼膈散

夏天暑熱病在旬日之間煩渴壯熱投雪冰冷吃一碗得大汗一身此邪從汗達而壯熱之勢漸退北人元氣强而雪水能尅化

若夏天暑熱病元氣虛而壯熱不退投雪冰冷吃一碗停住脘中宮身無汗泄必伏暑伏邪矣

起咆哮必增厥变而死一如仙丹一如砒霜立见恶之强与不强

凡傷寒与伏邪晚發紅疹白㾦雖微透而壮热无汗必定昏谵痉厥亦要汗出津津方有出路故以疹㾦於汗透澈

凡長夏時暑濕热三气交蒸增寒發热初起須用三物香薷飲誤用薷耳大熱甚之小以朴木瓜香薷之辛薑煖易但用

香薷乃夏月解表之劑

香薷以換柴胡

元伏邪秋發欲瘧未得用豆豉藿香小朴

當於黃芩陪入半夏草果檳榔赤苓滲

濕通滯奈滑石辰砂染不用俾以利小

便或去滑石而用益元散心煩亦用鮮

荷葉荷色蓮刺针散卜孔或去草果不上

和化末冲加鮮佛手藿梗又香梗稻葉

枇杷若口泛甜味用省頭草葉二種省頭草服此

伏暑伏邪

先

方病人自作戰慄而痊的大汗一身謂之戰汗而解做醫家須要告明病家明日還要戰汗而解再服此方手停振動且痊後內大汗一身其名戰汗恐次也

解

倪雲山孫女二十歲秋末冬初黃也三日皆汗出眼白黃而紅色嗽紅硬痛胸悶此甚並要語嗜脉浮數此風溫時癘之

毒熱干脾胃以致頭面頸項臂膊均痛

或胸背紅色防發為毒時痧

須豆豉　荆芥與防風　霜桑叶與胡

水灰　牛蒡子　白前胡

與淨連翹大貝母與苦杏仁嫩薄荷與

製天虫若痧紅硬痛加　須元參甘草

人中黃　射干與馬勃　服之帖時

日過倘或胸頭紅滿佈白痦　若膿痦莫

伏暑伏邪　斧

甚於頸項臂彎腋背處游走疼喻喉疼
頗多若嗽痛用山豆根二錢加苦桔
梗載藥上膈亦可用若時疼未退當加
西河柳三錢或用三錢芫荽萍三錢若嗽痛者
疼吐生姜藤汁一杯最好或生姜藤汁若
疼多作痰用鮮竹瀝一杯小人一二日痧透
嗽痛亦以吹珠黃散嗽痛甚致嗽間者
疼鮮竹瀝甚效速或生姜藤汁

陸晉山孫十四歲童體知識未開伏邪藏
于深秋延今旬日但熱不定迄未得汗
而有汗泄僅仍時有齊頸而還大便反
迫曾流黃水而宿懷不可按腹堅硬此
之病前吃過湯圓麵筋糯米膳糰以致
旁流黃水脈形弦數舌苔焦黑且乾毫
無一點津液告焦屬極重危神志時清
時懵且時或喃喃譫語兩目時欲上視

伏暑伏邪

全

待其腠理之際，膻神散之上，視口渴不
時多傾，幸其肝風爲未撤動，然邪已入
藏於二陰之象，投羚羊、芩、膏陽、豆豉合
鮮生地打，可鮮石斛、金芭杉知以蔗汁
滑石厚灰青蒿淡芩連喬石決涼膈散
可另道，另脈似下，薰能而衛未了，心神
之時，懷似有讝語而手抽搐，汗出用犀
角、鈎藤、犀、羚、菊，用鮮生地、杏、赤芍、茯成又加生石羔一两知母蓮翹梔豉子湏內另然方服至將及十二日內外里宿體如懷搐溏糞廿纖息異常今將死顔下黑溏糞不擾煩躁熱甚赤黑斑以犀角地黄湯合蒼白虎湯加鮮竹瀝涼膈散以下糞而病將死顔目定視以成目色赤紅此係陽上浮以成眼睛上厥牙關緊閉昏憒而危大抵洋參鮮斛茯神

伏暑伏邪

全

花粉知母能否效否

凡時邪化熱，口渴喜冷飲，脈洪大，舌乾唇焦，投白虎湯內暢汗一身效久，接鼓若投白虎湯壯熱無汗，其邪無出路，必危。

凡暑令用藥，見萬斗以為緊於，但熱吮必懊憹心懷，須以待藥激溫而服，所以名謂冷香飲，然方天下能用三服極多。

蔻菊之年四十大歲，老夫療生幼子而起初

如伏邪秋發，繼發寒熱，疊作似瘧，尤
疾瘵肝經鬱結不舒，左久已數弦，人力
疏泄脈動也。今肝惡犯胃，土上則為吃
咳，肝惡過肝土，下則為便泄，但肝木愈
強而脾胃戕已甚，土愈弱矣，迨至胃津
一涸，漸起口糜，之味穢，神疲形瘦，納廢胃
氣一敗，百藥難施。
已伏邪秋發，與時邪症一義，餘下指癘冷
伏暑伏邪　全

脈形細步重按無力者不治之症如切
記有又五月經過時忌食大寒脈細其散
冷
凡暑有陽暑陰暑之分蓋暑陰因陰邪暑
其為陰邪之形凜閉汗為陰暑一身壯
熱脈弦大為陽暑之中暍為陽暑之伏
暑閉汗道用芳香逐穢之三物香薷飲
香薷性溫藥何冷散陽暑而清熱解暑

而散宜須用大豆黃卷、藿曲、川朴、蔻元
散，涼藥用鮮石斛、黑膏湯、鮮竹、黃芩、蔻
殼、知母、牛蒡、荸薺湯、葦莖，即是活水蘆
根。

亦須天踏暑狂熱時，宿伏暑病，醫家須付
病家云踏暑蓮葉，病臥樓房熱下驟然
熱閑寢歡之變，或在另拿一紙寫三白
柱卓母下，令人家用心彰寫踏暑蓮葉。

伏暑伏邪　公面

閉症門

病臥榻旁照管驚惶抽閉痙厥之變惟其肝風不動譫語不言起昏昏不醒滿楚要緊但有壯熱或昏瘖譫語面赤暑時之驚惶抽閉痙厥之變急用金汁雪水竹瀝牛黃清心丸一粒至寶丹一粒紫雪丹二錢化服

凡濕溫邪初起伏暑初起暑濕邪三焦受蒸初起不出汗用藥不當不慎味不可甚服甚服已嘔亦以溫服佐以豆蔻蘆

以上秘傳文字俱爲乙散楓葉廿三門
首頭並葉

伏暑伏邪

八十五

冬溫

凡大青龍湯，仲聖治寒傷營風傷衛合病，今治麻黃用師發汗又能利膀胱，所以走足太陽經又走肺經，但受喘行汗大忌。

冬天溫邪化熱，煩渴引飲，在一般的投西瓜露一碗，继後的大汗一身，此元氣强而邪從汗達，所以西瓜露亦能越化水

冬溫

矣

若冬天元氣虛而壯熱不退，投西瓜露碗

停住脘中，勿發汗泄，必增厥變而死，必

增呃忒而死。

凡冬溫毒發，壯熱欬嗆，須防疫傳氣喘，切

忌二之有疫傳喘脫。

凡冬溫病，壯熱發汗，欬嗆脇痛，以麻黃湯

加豆豉、前胡、荊芥、薄荷、桑叶、牛蒡、杏仁

桶緩但不緩

凡冬温表发壮热无汗欬喘痰盛麻黄桑
皮杏仁苏子叶薄荷白芥子或用三拗
汤即麻黄杏仁甘草

冬温

卆七

夹陰症

附聖云少陰病始得之反發熱脉沉者麻黄附子细辛湯主之

仲景傷寒論少陰篇云少陰之為病脉微细但欲寐麻黄附子细辛湯主之愚論脉微细属陰證与脉洪大相反但嗜卧向壁卧腎經為病与陽明發狂相反若夹陰症初起用此湯麻黄開足太陽膀胱經之寒邪北细辛開足少陰腎經之寒邪淡附子温腎經之寒邪俾汤寒邪

夹陰症

八十八

從腎經以達外膀胱方有出路之機

凡冬天真夾陰傷寒症四肢不溫口不渴
飲脈形沉濡不揚若初起可用溫經達
邪法麻附辛各用半

凡夾陰傷寒症須用當歸血竭柴胡各半從陰
分以達陽分女人夾經傷寒症先從寒
出適逢經至防其入血室亦須用當歸血
竭柴胡各半從血分以達氣分

凡真夾傷寒邪入腎經在腰子中如膏之上肓之下，攻之不可，達之不及，藥不至此，莫可為焉。

凡傷寒症挾傷寒症九蓋，大熱損精移物，或沉也，未林物須用藥，少則不靈。又云：少服則症塞，多用則宜通大熱，地用可者再直傾，桐居用過劑。夫傷時邪發直小

仲景傷寒論云：本傷之為病，脈微細但欲

夾傷症

八十九

寐麻黄附子細辛湯脈微細是與脈形數大反面但欲寐是與發狂煩躁反面所謂陰病陰脈神衰嗜臥並無煩躁麻黄子用太陽膀胱經寒邪從附子安以溫腎經此細辛下以開腎竅又開少陰腎經寒邪若冬天感傷寒病脈數大不欲寐煩躁已過雖在房勞其邪未入少陰似太陽所謂陰症先傷陽症猶

發〇〇不能用其藥，若初起不用桂枝等，若
化其，隨症施治。
但
聞冬天夾陰傷寒症未聞，又天夾陰伏
暑症，蓋冬天傷寒症其邪伏於足太陽
膀胱寒水之府，若犯房幃之事，其邪入
於足少陰腎經之臟，蓋腎與膀胱相為
表裡，其邪由表入裡，所謂之夾陰傷寒
症。若初起，仲景少陰篇云：少陰之謂病
夾陰症
九十

脉微细但欲寐麻黄附子细辛汤麻黄
间膀胱经受邪附子温肾经受邪细辛
间肾縠受邪
盖冬天伤寒症在足巨阳寒伤营本共而
用麻黄汤在足太阳风伤卫辛以而用
桂枝汤所以犯膀胱而邪入足少阴肾
精之臟初起未化且麻黄汤桂枝汤中
加附子细辛隆冬而用初起之时若化

熱口渴脈數就不堪用此也南[江]地方真
傷寒絕少都是冬溫邪也究屬溫暖地
方所有類傷寒病即是冬溫邪也
若
夏之伏暑病秋天伏邪秋發其邪伏於
少陽三焦募原之間暑熱時邪至晚
秋而發因於房勞而暑熱豈能變內寒
邪乎以有奪精者陰虛先傷陽虛獨發
陰虛先傷者少依腎水之虧少陽虛熱獨
來作病

九十一

發在陽明邪火之旺也
吾但聞冬天爽候傷寒病未聞反秋爽傷
伏暑病而暑也豈能變為寒邪乎若深
秋時倖受指冷初發時於房事後指不
溫在初起而用桂枝芍姜棗湯
腎在閉蟄封藏之本許以腎竅常閉因精
竅開而精泄泄精從溺溺時一通溺竅
一開精竅即閉因溺竅與精竅一竅不

然聞小兒大驚搐先發寒熱而後合痧也
其邪入少陰小者少陰於胸前若氣黑
若津液不治若譫語風動無至更不治
凡醫家看時部轉陰下疑夾陰痧若照用
且前板結須白虎用桂枝白虎湯熟石
膏、果以桂枝，予脈知少，可甘草粳米
一撮以觀病情消息若桂枝白虎湯法合
適病情可去石膏、然後用三才湯復脈
夾陰痧
九十二

湯即是炙甘草湯，用參、姜、桂、地、膠、麻，加炙甘草，乃成法、

凡少年君火傷盡，夾時邪、若要引火歸原法。不用滋腎丸之全煎、以黃栢、知母、以肉桂引火歸原。附夾陰症，暗用滋腎丸最妙，以代用三才湯、復脈湯加地、膠、麻仁、肉桂。

凡冬天着夾陰傷寒症初起，可用以桂枝湯

或寒若初起形寒肢冷無汗而用麻黄
附子細辛湯若後惡寒而用復脈湯即
是炙甘草湯用炙甘草錢人參生地阿
膠麻仁加乳姜安南肉桂錢即是參姜
桂、地膠麻加甘草
凡病犯房帏後先傷陽氣獨甚、後氣先
傷者、是少陰真陰之虧少陽亡獨甚者
是陽明邪火之甚如能以存氣留津但

夾陰症　九十三

邪入足少陰腎經在臨症子中此藥頗效不服雖有善策亦莫能挽回天機勉擬方以盡人事但舌乾咽津少陰真氣已涸不回已勉擬三才湯復脈湯或左歸用滋腎丸之全並藥回

凡失陰傷寒病前犯房幃之勞奔精陰反先傷陽反獨發但熱不寒身熱不揚得汗不解退者昏戰時衰神疲嗜臥口

渴不欲多飲舌乳不見黑苔大便皆下
醬色黑色脈數不見洪大此係虛邪入
足少陰腎經藥餌所不及此肺白虎湯
犀角地黃湯所及此莫妙於用三才湯
復脈湯或經用桂枝湯西洋參一錢大原
生地四錢麥門冬三錢桂枝五分東白芍
五分炙甘草一錢廣橘紅五分雲茯神二錢生老
薑二片小紅棗三個若能方查用三才湯復
夾係忘　九十四

復湯 臺人参 大原生地 米炒 天麻 手
炙趾肉桂 東白芍 手 炙甘草 八分 杜燕
陳阿膠 大火麻仁 三 廣橘紅 一 雲茯神
手加生姜 三 小紅棗 三个

凡
東白芍與炙甘草並用是甘酸化津法
取其舌上易生津液

凡
復脉湯即是炙甘草湯從内重用介和
中培土

冬令嚴寒之際傷寒一二日在房幃之事其寒邪直入少陰經謂之真夾陰傷寒病此仲景少陰篇云少陰之為病脈微細但欲寐麻黃附子細辛湯表之麻黃袪太陽膀胱之寒附子袪少陰腎經之寒為兩藥並施救亦開太陽之寒邪亦用真武湯

又憶泉弟此條夾陰冬溫症從奪精而起

夾陰症　九十五

延至今三年餘但其不定壯其時盛皆衰
朝輕暮重得汗不能口渴不欲多飲至
夜分其潮壯時泛噫嘔脈弗不細舌乳
無津不見黑苔咽喉乾硬微痛左邊黃
紅赤神疲嗜臥自言舌上發鹹味小腹
常其不心冷窨溺色素赤大便時野醫
色黑色近燥將色延今兩載餘經奪精
而起坐者耶惡語辛苦忻風未動神志

木香。川斛 羚羊 鮮地 鮮霍斛 茅根 知母 青
蒿。茯芩 柴胡
開肺用牛蒡 前胡 杏仁 枳實 清熱 清金
而熱仍不退 昨日與吳若林合擬引火
歸原法 處人參錢 大原生地錢 麥門
冬、錢 炒南肉桂 片 炙白芍錢 炙甘草八分
廣橘紅 朮 雲茯神錢 加生老薑三片 小紅
棗三錢 余加生鱉甲、牛膝 炒 煅石決 兩 枝
夾傳危 九十六

一劑後神清安睡而出汗亦暢大便下

黑硬糞似宿垢流通

凡奪血精脫之者不揭神疲嗜臥目色紫赤

切勿忘記用三才湯復脈湯治之

凡時邪症目色紫赤者是傷之於肝傷

者火浮越於上咽喉硬痛者是少陰水

之虧火浮越神疲嗜臥真少陰腎之症

如口泛鹹味是腎之症以甘能尅鹹切

記切記乾姜半上白桂 專治嘔嘌桂

枝炒白芍專治腹痛吳萸炒白芍尔治腹痛

乾姜肉桂尔治嘔吐藥鹹屬腎苦入心

酸入肝辛入肺甘入脾

切

記々凡少年男子時邪病症須問病前

三日之內夢遺與在房幃之勞否其條

病脉細肢冷乃顯著女人與時邪病與

雜病須問經期來與不至否

其係病

九十七

乏房事起病後感邪急用三才湯如復脉若脉大無力用三才湯
湯用上肉桂末拌炒東白芍引火歸原元
乏房勞爽傷傷宗病後蓋邪陷不治之症
邪入少陰厥陰

新
婚後合房以乘機竊發或喉痛或時邪
病之蓋足少陰腎脉循喉嚨挾舌本今足
少陰腎水虧於下而虛火亢於上所以
喉風痛聲音啞但早用涼藥求愈遏火

熱至焦焰灼紅之變
時症毒悸以乘機竊發古賢有傳熱先傷
陽氣獨發之論一些危證蓋係熱先傷
顧少陰腎水之乏以陽邪獨發於陽明
邪火之盛以由此觀之此平常時症皆
水更乏而易於化甚在肉水鍊莫能制
火焰最易傳入厥陰不係之臟以若增
液涸風動神昏譫語不語症亂少係不
夫係症

九十六

涸厥係風動心包譫語神不守舍所謂形恃神而立神須形以存神去形亦死

元

實係傷寒症初起灸關元穴七壯灸臍下一寸三分或灸拿絲文綫納於少腹上近臍下炙以燒土結熨少腹使寒氣從腎經出

切

証多逢寒係時邪病人舌亂少津赤黑色嘴唇焦若蒙癡者須用黑膏湯淡豆

致录与鮮生地可合打爛謂之生膏湯須用鮮石斛（白打）可加嘉定花粉柔肝知母柔肝此謂房幃後悉先傷陽悉攖費由於（水）毛不能制火少由於後氣傷不能鞋制陽邪以後悉先傷腎水之以陽邪獨蔓陽明邪火可除矣

切記切記此一段場必時常講與人聽凡（犯）房勞後受邪直入足少陰腎經謂之真夫

夫條應

九十九

陰傷寒病曰少陰之謂病脉微細但眠寐，且不發狂不發渴若則死自厥冷而足不溫及其未化熱初起未化時熱可用桂枝湯若冬令先感受溫邪因耗房幃而發此所謂陰虛先傷陽邪獨發陰氣先傷於足少陰腎經之經以陽邪攖發於足陽明邪火之藏以但冬溫時感房幃之勞，足少陰腎經更耗一層而陽此時邪火更旺一層，最易化熱，熱耗精液。若舌色乾絳，苔津脈數，口渴，治用黑膏湯：鮮生地乃與淡豆豉，另全橘紅，加鮮石斛、麥，自打霜桑葉，另竹茹及另天花粉，另肥知母，另活水蘆根去節可，梨汁一杯，蔗漿一杯。

凡夾陰時症：犯房幃後，陰元先傷，陽氣獨發，陰氣先傷者，少陰真水兩虧，加陽亢。

夾陰症

一百

獨發在陽明邪火內熾以但寒傷症初
起三日之內未化熱者可以用桂枝湯
溫藥和之姜棗以和營衛以祛外邪及
寒傷症七日之內已化熱者當隨症施
治
凡冬天嚴寒之令寒傷寒症容或至之
若素溫邪身體壯熱不凉因令旁汗豈
於溫邪變為寒邪乎及夏令酷暑之令

伏暑症乃是不涼，因犯房幃，以豈能伏暑病驟變為傷寒乎？又夾陰症雖少陰經，如但邪入少陰腎經者，亦微細，但脈疾，小收不溫，口渴不飲，犯房幃而真夾陰者，十之一二耳；犯房幃而邪不入少陰，仍在陽明者，十之八九耳。

夾陰症

刺脇傷寒

凡刺脇傷寒在初起季脇心痛繼即寒熱不消，呼吸之氣，心痛欲引，心痛治法用旋覆花湯以及小柴胡湯兼肝經鬱悒之邪但病在左季脇痛者為重痛右季脇痛者為病經旋覆花新絳青葱管以通氣經小柴胡湯以泄肝經之邪以清少陽之邪但病人初起肉氣痛或左脇

刺脇傷寒

一百五

或右脇即是刺痛傷寒痰左脇痛旋覆花新絳青葱管又當歸鬚栝蔞皮小青皮川鬱金延瓜絡橘絡瓜樓子以承雪羹湯又柴胡青皮踈肝絡右脇痛甚欬引心痛加前胡杏仁樓子白芥子蘇皮薑皮

火

讝語 汗

腹膨脹滿水 腹痛 痢便積

便血 癃閉 瘧 疹瘖癍

痧瘴 霍亂 羅子痧 大頭瘟 厥閉

中風 痂

嚴氏錦囊 四

嚴氏秘傳錦囊

同里嚴楊安熙宸輯著

譫語

汗

腹膨脹滿 附風水病

腹痛

痢便泄

便血

癃閉

瘧

辨疹瘄癍

痲痘

霍亂 附羅吊痲 大頭瘟

厥

閉

中風

痴

神昏詀語與陽明心胞燥屎詀語虛症詀語氣分詀語營分詀語心腎不交詀語陽明痰火詀語心胞痰火詀語各有分別治之

譫語

凡時邪在陽明經熱盛譫語狀病在腑邪入手厥陰心胞譫語狀病在臟

凡時邪實則為詀語虛則為鄭聲鄭聲者聲音輕而自言自語也詀語者發狂罵人也

凡陽明燥屎詀語用涼膈散再另遵另服（重則用承氣湯）

陽明壯熱譫語用竹叶白虎湯輕則芦

譫語

根，每以代石菖、陽明心胞痰火話語，用鮮竹瀝、膽星、橘末、達痰丸。虛症神衰讝語，用龍齒、石決、茯神、棗仁、遠志、柏子、夜交藤，以及大首烏，或大生地。

凡：

病有鄭声話語，是病中唔哩唔哩声音，如夢魘之狀，或輕手自言自語之狀，是神衰讝語，乃心腎不交而神不能守舍，非此熱甚陷心胞神昏讝語所比也與

熱實皆讝語相反用何人飲何首何手

凡傷寒時疫翻罵言讝語不知人事神先
去矣其形即死

凡陽明燥屎讝語涼膈散主之大承氣湯（若表症大實大痛者）
宜主之

凡陽明熱盛讝語在心營者犀角地
黄湯主之在陽明壯熱狂渴脈洪大而
有者白虎湯主之

讝語 二

閉症亦可用開竅

凡陽明痰火讝語竹瀝達痰丸主之礞石滚痰丸亦主之癲癇症亦用

凡心胞痰火讝語萬氏牛黄清心丸二粒又用至宝丹一粒研細和入鮮竹瀝每研入濂珠粉三分真犀黄二分研細和竹瀝吃真犀黄二分細叶菖蒲三濂珠粉三分打汁三匙

凡久病神衰讝語六君子湯主之歸脾湯亦可主之

神煩讝語用藥硃砂染茯神遠志肉大棗
仁、真川連姜拌炒棗仁猪心血拌炒大
棗仁真川雅州黃連蒼龍齒石決明真
琥珀屑[illegible]研細灯心湯送下大竹叶
條心煩燥湯送下若神煩讝語少寐良
由心腎不交用秫米半夏湯夜交藤夜
合花忘憂毛
若痰火讝語用萬氏牛黃清心丸一粒或丢

讝語　三

宝丹一粒，研細，用濂珠粉三分、真犀黄五厘，用鮮竹瀝一兩、細叶菖蒲汁一匙，和送另服。

切記凡時邪病糊言譫語，此溫邪內陷心包厥陰，此心不藏神，肝不藏魂，乃神魂不能守舍，不治之症，以勉擬犀角地黄湯，加雲茯神三錢、蒼龍齒、生石决明一兩、原珀屑三分、鮮竹瀝一兩、石菖蒲汁一匙，用萬氏牛黄丸一粒，去蠟殼，研細，和入竹瀝、菖蒲

汁服又用真玉宝丹一粒研细和入鲜竹沥内菖蒲汁服加真以犀黄速豪尔可加真犀黄濂珠粉豪尔可又用紫雪丹豪尔可

凡谵语声高气长此阳明实邪如凡谵语声低气短此神志失守如又声高为谵语声低为郑声谵语为阳明燥屎

狂言谵语此阳明邪盛又阳明燥屎谵语

谵语 四

或白虎湯或承氣湯

經言譫語者即鄭聲也言微力怯聲低不响言語二字一句三字一句斷而不相接續太甚神衰譫語並用人參

譫語神昏一屬邪入心膻中有痰火迷心竅一屬陽明有燥屎食滯與邪火逢逼心包一屬心不藏神腎不藏志神志失守故出言謊莫論若燥屎譫語半死

証治脈秘訣

半生若邪陷心胞讝語十中九死若神衰讝語百無一生又為辭鄭声要觀虛多邪多鄭声在言語後而一字一言並之聲低不揚分明虛實寔其最難

神昏讝語而脈見沉細在不治脈沉細由正虛陽病見陰脈神志昏為邪陷

神昏讝語而舌光微白如平人者不治舌不立言為正虛神昏為邪陷

讝語 五

神昏譫語而發紫紅斑者不治紫紅斑為
　血氣不足神昏為邪陷
神昏譫語而發二三點青斑或黑斑者不
　治血瘀已凝
神昏譫語而頻頻呃忒者不治一屬陽明
　胃敗一屬陽明食積食滯或可攻下
神昏譫語以厥冷不治頭汗多者不治
呼吸氣促者不治聲低者不治面色晦

凝症見

發此症已屬半死半生

暗微黑者不治大便頻泄者不治便泄一屬脾土大敗一屬陽明腑實且迫旁流目直者不治小便癃閉者不治肝風大動者不治痙厥者不治

神昏譫語蒙蔽者犀角地黄湯加板藍根、玳瑁銀花金汁

神昏譫語大吐血大鼻血犀角地黄湯合玉女煎，

譫語

六

神昏譫語舌色紫絳而乾者犀角地黄湯

加竹瀝珠粉西黄

神昏譫語舌苔黑厚者有（脉沉實有力）食滯涼膈

散承氣法

神昏譫語舌黑厚者壯熱狂渴脉大自汗

白虎湯

神不昏語不亂而手熱不涼手指抽搐脉

細舌光洋參生地阿膠麦冬茯神鮮石

蠣、石決明、鈎藤。此方極靈（即復脈湯去姜桂法）。

神不昏，語不亂，而有熱，風動，脈細，舌光，四肢厥冷，陽虛汗多者，復脈湯全用，加黄芪、白芍。

凡時症譫語，乃痰火迷於心包，用濂珠粉、象犀黄（西犀）、鮮竹瀝兑送下，再用風化硝三拌炒枳實，加天竺黄、朱拌膽星等。

切記時症譫語，誤下乃五法，則隨症施治。

譫語　七

凡時病陽明燥屎譫語舌苔灰垢用涼膈
散或大承氣湯如或元明粉拌𠃌枳實檳
榔三神曲三炒查三鷄內金炙三赤苓三
通艸寄滑石牛

凡時病痰火內蒙心包譫語用化州橘紅
王七分、半夏𠃌陳膽星分竹瀝一錢珠粉二三分冲
黃六分加萬氏牛黃清心丸一粒加壽亞、
風化硝拌𠃌枳實、

凡時病邪內陷心包讝語舌赤紫絳用犀角地黃湯牛黃丸鮮石斛打

凡時病陽明邪火讝語舌苔焦黑脈洪大發狂口渴飲冷用白虎湯加鮮石斛打

凡病久神虧讝語老年神衰讝語此心腎不交也硃茯神遠志肉大棗仁蒼龍齒

時邪讝語脈形沉細者不治　時邪讝語見肝風動者不治

讝語　八

直

時邪譫語見四肢厥冷者不治　時邪譫語目上視者太陽已絶不治

凡燥屎譫語　痰火譫語　陽明發狂口渴飲冷譫語　邪火内陷心包營分譫語　老年神衰譫語　病久心腎不交神乏譫語治法大為不同。

凡喃喃譫語頻頻風動手指抽掣目睛上視肝風鴟張惡欵蜂起於是風乘火勢

火假風威以致狂躁不寧難治之症

讖語

九

玉屏風散治汗

汗

收濇汗黄芪錢 白芍錢 五味三 龍骨生牡蠣各 淮小麦三 癟桃乾三一名桃奴

汗多欲脫桂枝龍骨牡蠣救逆湯血崩者用此

人夢寐甚而反出汗者稱自汗如夢寐甚而寐出汗者盗汗如自汗盗汗此屬腠理不密元陽易於泄越

寐間而出汗者多屬陰也

汗 十

汗出如油汗出如珠為脫絶之症

汗多亡陽仲景有鎮武湯一法此為誤汗而說

又有虛而汗多為脫證

經云奪血者無汗奪汗者無血無汗與不同類故汗多不可補小便

内經謂汗出撤溲並不治

額汗如雨此屬陽氣散失而為亡陽也

凡用麻黄汗後氣喘胃不開立見消亡岐冷脈細能以麻黄大黄一兩一下來救

輕用極宜慎之

桂枝治有汗惡風麻黄治無汗惡寒

内經云汗為陽之津血為陰之液在外則為汗在内則為血凡得暢汗如雨而壯熱仍然不解者乃邪熱不從陽津而達

泄反傷其正氣如正氣虛而邪在裡故
謂邪陷正虛必危如壘卵之危
凡時疫戰後汗而躁者若脈弦原而復出
戰汗而躁者戰時牙齒相打手臂擺動
少頃汗如雨不防眠如但老年戰而無汗脫
此長別又新產婦人与懷孕足月戰而
無汗就此痙厥痙厥秋天時伏氣瘀藏
症最多此症
汗

十一

然須分參其虛實

腹膨脹滿 附風水病

凡由痞成膨經邪由表入裡肝木受困須
用陂附子朮上肉桂茅滄姜厥朮小以
朴朮梹榔三生穹朮夕五苓散五皮飲
加桂附姜朴枳宣梹榔錢西去此膨病
要藥甚則另服舟車丸三舟車丸中牽
牛大黃芫花蔏陸甘遂大戟都是瀉藥
不然需於方子上改以另吃舟車丸三

腹膨脹滿 附風水病

十二

浮水陽證寬脹但實辟堪用逐辟不可
用此丸与十棗湯全意治實不治虛
凡風水相搏遍体浮腫腹脹面浮囊腫須
用麻黄五苓散五皮飲加以朴附以防
己、椒目枳實檳榔錢內垂若累下頦喘
浮腫囊腫用仲景小青龍湯用麻黄了
桂枝半乾姜上北細辛麥冬白芍五味
甘炒、加五苓五皮朴附枳殼己椒姜皮

可用小青龍法

麥冬、飲及瓜、茯麥門冬瓜煎湯代水亞
腹葫蘆瓜茯麥門冬飲及冬瓜煎湯
代水若用細辛、麥、知母但色黄者，是熱
而重但色綠者是鴨肉重深，分利清
積，代雞屎醴法用如內經云有病心腹
滿，旦食則不能暮食，名為膨脹，治之以
雞屎醴，一劑知，二劑已。已者，止也。愈也
凡風水相搏，遍體浮腫，俗名而白水痕大

腹脹脹滿　附風水病

十三

实名曰水腫面浮腹腫囊腫溺短足浮甚至欬喘也肺為水道上源膀胱為水道下源下源不通必致溺短不利上源不降必致一身悉腫急用小青龍湯去五味白芍甘草加麻黄末桂枝末厚朴末生蒼朮末細辛末漢防已末以椒目末檳榔三五苓散五皮飲再用保麥紫菀每東瓜皮每二味煎湯代水又京腰

葫蘆巴地括萎巴煎湯代水但生麻黄
專開肺經之風邪又開足太陽膀胱之
寒邪北細辛用以專開足少陰腎經之
寒邪所以治囊腫溺短麻黄開肺發汗
所以治喘

内

經云腎者胃之關也關門不利故聚水
而從其類如所以脾胃虚中滿如筒
極之極欲者服過舟車丸三便瀉中滿

腹膨脹滿 附風水病

十四

不寬須日朝服金匱腎氣丸三錢臨卧時再服金匱腎氣丸三錢用藥以窺消息但面黃腹膨按之極軟者乃脾腎兩乏須六味丸加熟附子三錢上肉桂八分淮牛膝三錢車前子三錢即金匱腎氣丸

蟾蜍即蝦蟆

凡用大蟾一只即撇團用砂仁入於蟾腹內瓦上炙脆研細出火心服三錢以下氣稍寬治氣膨有效

共廿味又附四湯

凡用中滿分消丸治熱脹，内有人參、黄連、厚朴、黄芩、白术、木猪苓、白茯苓、澤瀉、江枳實、廣橘皮、姜半夏、乾姜、姜黄、大砂仁、兩[illegible]、知母、甘草各炒末，蜜丸如桐子大。但甘草湯中宮不然用。

凡用中滿分消湯治寒脹，須處内有人參、黄芪、川烏、川連、川朴、麻黄去節、附子、吳萸、豆蔻、益智、青皮、姜夏、生姜、乾姜、茯苓、澤瀉。

暖膨脹湯 治風水病

十五

黄柏木瓜当归外麻柴胡蓽澄茄各錢

煎湯。余想中滿是寒濕傷脾，須以麻黄

開太陽，利膀胱，使濕從小便出；附子溫

腎經以健脾陽，而加五苓五皮鷄內金

代赭石磴鷄心檳榔。中滿分消湯即是

以烏樊附子，以烏是附子頭，但中滿不

論濕甚痕宜疵，黄連以朴為藥。

凡中滿用五苓散、五皮飲，須加厚朴米泼

附子云云，豬肉虛乎，檳榔云云。

凡證於中滿，脈數口渴，自覺腹燙且其頂

用黃連、厚朴、枳實、檳榔、豬肉、生山查散

再後飲黃連、厚朴並用各等

肺為水之上源，而膀胱為水之府，肺為水道

上源，而膀胱為水道下源，今上源而不

能肅清，則下源而不能流通，所以風水

相搏，通體浮腫，異乎欬嗆，囊腫便溢外

腹脹肢滿　附風水病

十六

則無汗而則溺短訖以麻黄去節錢開鬼門潔淨府生麻黄去節錢開腠理發汗利小便試觀夏天交出之際人之汗多出而則小便甚稀豈非上源開泄乎故以夏天不吃麻黄冬天不吃薑黄六一散亦因此蓋大豆黄卷

汗与溺皆津也

冬[illegible]不可用

夏时全不宜用

然且不得不用

凡遇風水相搏遍體浮腫囊兒便曲而浮腫腿足腫溺短用麻黄五苓散五皮飲

加厚朴、枳椇、漢防己、川椒目。

凡中滿須用厚朴、枳椇、雞內金、黄芩、青皮飲、又雞內金炙脆，研細，合炒米粉吃最妙。

凡用亞腰葫芦三敲細，合藥煎，其味最苦。

治中滿要藥，得服莫能見效，治泄活鼓。（其脉中滿即中寬，而以順脈投溫通法，而後以泄法斷法。）

知其經，和下出路，中滿即寬。

風氣相搏，遍體浮腫，囊腫，小便腫出，因小。

青龍湯：麻黄、[illegible]、桂枝七分、防己、川椒目七分。

腹膨脹滿 附風水病

十七

車前子滑石以及五苓散五皮飲

凡中滿如抱甕之狀露筋臍突此脾陽大敗不治急擬方舟車丸之開水道下以圖僥倖。又小溫中丸不見效多又重還腎氣丸病人更加脹腫

此方甚峻宜斟酌用

此丸治水臌

凡中滿如抱甕之狀謂濕邪內漬脾土大敗不治急擬五苓散五皮飲椒桂牛膝車前子川朴檳榔蘇內重

水腫病。遍體浮腫，小便腫而赤，小便不利，上則欬喘，乃風水相搏，須用麻黃七分、淡附子七分，合五苓散、五皮飲，加以椒目、漢防己。或但小青龍湯、麻黃附子[illegible]藥。

風水相搏，遍體浮腫，甚致囊腫亮大，宗筋腫也，如豬臟黃之狀，人必不微，欬，狀名水腫。用小青龍湯去白芍、五味，甘草重用，麻黃七分，其浮腫上部漸退，或用張仲

腹腫脹滿 附風水病

十八

蠱脹

景麻黃家附子家細辛湯加減見効不下五苓散五皮飲亦效

凡腹脹按之堅者以石用舟車丸之

凡中滿如嘔血而起先傷胃絡然後傷脾成脹

凡中滿如下血而起先傷脾絡然後脾敗成脹

凡病久延成中滿按之軟如敗絮而經云先病而後中滿者治其標先中滿而後生病者治其本用金匱腎氣法

久滿便溏，脉細為虛；暴滿便結，脉弦為實。

氣虛中滿，腹軟鬱，脉沉細，宜浮東垣補中益氣湯，重用升麻。平望凌龍人云：升麻治鬱瘕，必用必灵，大約升麻取廿，升清氣，降濁氣。麻黃治鬱瘕，取廿開上竅下竅，鬼門淨（潔）府。

瘕散成鬱，左腹堅硬如石，有瘕，此傷肝脾。朱砂只朮丸，加必甲荳丸。

腹鬱脹滿 附風水病

十九

單腹脹形瘦手足俱細腹硬難治脾土已敗

小温中丸中滿分消丸不治之症死多生少

水濕膨脹目浮足浮囊腫膚或厚欬喘麻黄

厚朴杏仁五苓五皮楙目小青龍湯

腸覃石瘕少腹高硬又石此症婦人為多

小兒癖膨食積五谷虫雞內金蜣螂虫

少腹瘀塊用猳鼠糞湯即兩頭尖韭根、金

鈴子散用痛不用即金鈴延胡、

腹滿脹痛烏龍丸即丸虫厚杜仲草茍
子三三條丙中於朮二
中滿苦白用桂朴朮五苓五皮絲戾禮散
即梔仁大黄絲戾禮中滿分消丸
中滿病在黄用黄連又小溫中丸甚效
先脹後欬治脾五苓散五皮飲及胃苓之類
中滿痞塊痛在腸紅北木尅土症
活黑魚一條勿去鱗用竹刀剖其腹去其
腹鼓脹滿 附風水病
二十

腸俱入大蒜填滿腹內將頰顋內俱入朴硝少，將蜩泥塗於魚上，以礱糠火煨熟，去其泥則鱗自落，喫魚肉大蒜，得泄氣則中滿得鬆

素有痞塊腹滿者，其人面色必萎黃，

芥菜鹵過苑用老梗泡茶治腹滿甚效

雪羹湯治腹滿兼嗜化解並亦可

夫中滿之由來不出乎久病二癥脫力与

腎怒

凡癖散成膨須用五苓去皮加以朴檳榔鷄內金附子枳實木香通草生香附廣腎堂然因大便泄瀉小便通利其中滿

即蘊濕和腫下墜也

凡單腹膨露筋臍突不治忌加中滿便血

此係大傷不治

凡中滿頭頸細臂膊細按腹堅硬此俗名

腹膨脹滿 附風水病

二十

蜘蛛蠱不治之症

凡脱力面黄腹軟斷撤之如破綿絮乃肝陽大虛加參芪术桂尤歸脾治

凡中滿足浮腫土積濕濕困中宫蓋肝木有横逆之勢脾土失健運之常以致坤陽莫能旋轉若地太陽也臨則陰凝之氣終不得散而泥濘之氣終莫能乾燥務温中化濕以健運坤陽冀其瀰短適

利也。大便泄瀉，方可去路由之機，俾爾濕濕邪亦無容留之地也。

切記凡膨脹病須用陳附子之，以桂枝、繼內重之，繼心根撥之，以朴木、五苓散、五皮飲。

膨脹脈案中滿也，推藥之狀，脈濡乃濕邪閉滯中宮，若係太陰血臨則陰凝之氣終不得散，泥濘之氣終莫能化，惟可溫

腹膨脹滿 附風水病

二十二

中健運坤陽一法，但節露臍平胖土已
總有氣滯瘀塞之虛飽膨，五苓散、五皮
飲，加蒼朮、朴、字、檳榔　二　熟附子片　二分
南桂、蔘、錢丸另服，加厚朴　本　檳榔片　三
炙雞內金　三　研細，南查炒　三　麥芽末　本
若貧人去肉桂，加桂枝　末　熟附子片　平
淡乾薑（泡）本
男人四十歲中滿，若苟腹膨急凸過心窩

按之堅硬痞塊冲犯胃脘小便不利大便不爽投附桂朮朴枳榔赭丙金五苓散五皮飲第一劑得泄瀉穢濁水の五次第三劑得世瀉穢濁水十餘次而腹膨得鬆按之柔軟小便亦利須的觀讀下文脈案後須由得着觀下文核排方法

腹膨脹滿 附風水病

男人四十歲中滿如抱甕之狀症邪涵淆中宮脾陽失運若犯太伯但四臨則陰凝

二十三

之氣終不得散而泥濘之氣終莫能伸
須得溫中化溼以健坤陽為治
以桂枝一 小川朴一 廣陳皮四 木豬苓三 淮牛膝鹽水炒三
熟附子片三 檳榔片三 大腹皮三 赤茯苓三 車前子三
生蒼朮四 綿茵陳去梗三 五茄皮三 建澤瀉四 淡干姜炒
加白蔻仁一 老姜皮一 西瓜葫蘆三 條麥柴胡 冬瓜皮
二 四味茵湯代水 若囊腫加漢防己 以椒目去油 若瘧後腹痛加生白芍
附 廣藿香連下 加牛膝 車前 溫中化溼 淡附子片三 門

桂枝錢　蒼朮錢　川朴七分　檳榔三　桑錢半
錢為第一要藥

切記無逢病人手足浮腫者，須用以桂枝錢、淡附子片錢。由於水積足太陽膀胱，而命門火衰，水多難制，火必由於命門火少，膀胱水多。如若大便泄瀉者，加朮、朴。面浮腹膨者，附桂朮朴，黃芩五分為主。

凡千金子三研細，其油頗多，即是續隨子。

腹膨脹滿　附風水病

二十四

行水逐水黑丑三研細即是黑牽牛子二味研細開水送下治中滿水臌甚效但吃下起先懊憹嘔吐繼增泄瀉黃水頻多而中滿遂寬但單腹脹痞塊攻於左脇肝脾大傷不能見效紫金錠內千金子、

凡暴脹中滿二便不利須用舟車丸三兩用大承氣湯亦可內經云、中滿治其本然有急以治其標二便不利者。亦治其本。凡中滿二便得利，用五苓散、五皮飲，加以朴、枳實、檳榔，再用豬肉、韭，以代豬鹽（原）。凡膨脹病用藥鮮效，用雞鵲玉壺丸（千或錢分，切不可多）（用因其中皆硫黃也）。

治膨脹方：用小黑魚乙條，不落水，將肚破開，挖去肚腸，將獨囊大蒜裝滿黑魚腹內，以粗草紙包好煨熟，皮吃，切勿用鹽。

腹膨脹滿（附風水病）

二十五

油同倉足鹹物水菓等類柴炭

地枯萬年治腹斷

原書此處缺葉

腹痛

腹痛分太陰少陰厥陰，而陽明腹痛屬食積。

凡腹痛如蟲咬者，用馬藺。

腹痛，香附、砂仁、吳萸、白芍。少腹痛，金鈴肉、延胡索。

雜病腹痛有五藏。元禮曰：綿綿而痛，無增減者，寒也；時作時止者，火也；痛甚欲大便，便去而痛減者，食積也；痛則小便不去，去疲也；痛有常處而不移者，死血也。

腹痛

五十六

腹痛分爲三部臍以上痛者爲太陰脾當
臍而痛者爲少陰腎少腹者爲厥陰肝

腹痛虛者建中輩寒者理中四逆輩實者
承氣輩 氣滞食積者枳實導滞木香檳榔輩
血積桃仁承氣輩 血虛者當歸生姜羊肉輩

痢便泄

凡痢疾脉案要言内經云膀胱者州都之官津液藏焉氣化則能出焉大腸者傳道之官變化出也今不能受化致以腸中之津液与積滯混淆而出於是大腸傳道失職積痢不俸休膀胱氣化失權溺短不利況內經謂痢痢之謂言不利也不能流利通暢以內經上稱腸澼下膿血即今

痢便泄 五十七

痢疾末子藥 白治痢七珍散

之血痢如稀腸澼下白沫即今白痢白痢如注皆是熱所為以治泄不利小便非其治也須用赤苓澤瀉猪苓通草

凡腹痛血痢煨葛根錢真川連七分製川朴錢花檳榔錢南查炭半小青皮錢煨木香錢蒼朮茯苓錢福澤瀉錢此是要藥若錢初起腹痛血痢初起白垢用末子藥錢最灵小兒減半如遇宗起加柴胡末子

用生姜兩、將軍兩、羌活兩、蒼朮兩、檳榔兩、川朴兩、杏仁廿粒，共研細末，每服手湯。痢疾初起腹痛血痢要藥。若曲和為丸，硃砂為衣，每丸重本用三錢，丸以薏仁湯送下。若久痢傷脾氣下陷，用東垣老人補中益氣湯、歸脾湯加黃芪、肉桂、白芍、山藥、煨荳蔻、益智仁、煨葛根、煨肉果、伏龍肝三錢又十全大補湯或去熟地亦可，又附肉桂。

痢便泄

五十八

孔姜鹿角膠

凡膿血痢古賢云和血則便血自愈須用土炒當歸陳土炒赤芍調氣則以重白條須用煨木香米小麦皮炒

凡小痢舌起口糜者此胃家津液告竭如口糜者舌上腐如小兒雪口瘡如芒鼓上腭都是糜腐嘴唇裡面都有糜腐如粉粥糜腐

凡血痢五色，其綠色，以打煳菜汁者，此肝肝大傷，不治之症也。

凡下痢五色，其紫黑色，如敗醬，痢有以甜醬色者，此脾土已傷，不治之症也。

凡下痢似成以豬肝色狀者，不治之症。

凡下痢似成純血紫血成塗頭起者，此肝不藏血，脾不統領血，不治者，須急撥歸脾湯，引血歸於脾經，黨參、黃芪、白朮、炙

痢便泄

五十九

甘草 茯神 遠志肉 大棗仁 归身 白芍 煨
术 生 龍眼肉 蓮 加煨姜 亮 小红棗 三个

凡下痢，口中臭氣異常者，此胃府已爛也，
不治之症也。

凡下痢穢濁，其穢惡之氣如屍腐臭者，此
腸府已爛，不治之症。

陰證而見陽脈為逆，故主死。

凡下痢最忌脈洪大，身熱灼甚，此陰閉於
内，陽浮於外，不治者多。

凡下痢最忌脈形沉細如絲懸懸欲絕之象此脾土已敗必致危脫不遠數日矣毋庸議方

凡臍中按之蕩蕩動氣跳躍如穿梭之狀乃父母先天之根本已撥動矣不治之症

凡腹臍如仰瓦之形臟腑之滋液告竭臍跳如穿梭之狀先天之根本欲離

凡病人說話口出穢氣異常者此胃腑已

痢便泄 六十

焗不治之症如口出穢氣如死蛇臭者
此胃府已焗不治之症也凡吃烏烟之
人口中穢氣更甚

凡猪身上賤子油肉内當中塊精肉亂上炙
脆存性研細吃賤子油肉精肉炙灰　三
焦鍋巴湯送下專消肉積油膩治腹痛
血痢白痢甚效又猪子上小腸肉磨丸
上炙焦研細　三　焦鍋巴湯送下亦治腹

由瘧變痢

初起不可用

瘀血痢有效。並不及賤下油肉、精肉灰

專消肉積油膩，故以肥皂可做染坊店

肉收去移油膩污穢最灵

凡由瘧積痢溼熱由表入裡脾土受傷

凡痢疾、頻作噫噯者，此脾傷及胃，將來必

成噤口重痢難治

凡[illegible]花散　赤石脂三　性濇　禹餘糧　錢　性濇

乳薑　才、五味子　才、治久痢半載或一載

痢便泄

奎一

腸腹不作痛舌甚膩舊又甚溫熱又甚
積滯此久病脾弱氣虚下陷用東垣老
人補中益氣湯參朮芪升麻柴胡加入
枇杷散或加入訶黎勒散但赤石脂等
禹餘粮等或等須得並用但乾姜与五
味子須得金櫻皮乾姜等收五味等二
味全打爛加訶子肉等並荷蒂石蓮子
或加烟灰

凡七八月間。深秋時紅痢白痢，腹痛裡急後重，至圊避之不爽，宜用川朴、檳榔、神曲、查炭、青皮、煨木香、澤瀉、煨葛根、炒赤芍、枳實。若食黄賊濕化熱，加真川連，或連朴兼用。

凡痢疾最忌脉數疾，脉弦數大，身體灼熱，此脉不合症，難治。又痢疾匝一月或半月，最忌脉形沉細，四肢厥冷，此脾土弱大虧。

痢便泄

六十二

溼邪內困，若脾傷及胃，不治。

凡紅痢，舌色紫絳，起裂紋，舌乳無津，勉擬黃連阿膠湯合白頭翁湯、豬苓湯，加黑地榆、銀花炭、槐米炭、當歸炭。

凡痢疾最忌身體灼熱，脈來數疾，表裡合病。

凡痢疾忌脈細肢冷，此屬脾胃兩傷。

凡痢疾最忌時從噫嘔，此脾傷及胃，乃噤口痢重症。係之下利與積滯下利不同

凡痢疾忌脈數灼熱，又忌

脈細肢冷

凡痢疾發熱脈弦者此表裡全病急擬柴葛解肌湯加蒼朴枳寔檳榔查[illegible]木香苓、澤、又連朴並用又葛根芩連湯

凡痢疾起口糜不治之症如此胃津已涸而糜腐從胃中從至咽喉上腭唇急擬洋參人參金銀花煎以連又野薔薇露時々漱口灌嘴時々浴嘴又黃連[illegible]

痢便世

六十三

膠湯土貝元參人中白天竹黄金汁口

糜兵藥

凡痢疾起呃忒不治之症也此脾傷及胃

勉擬旋覆代赭湯加公丁香柿蒂刀豆

子、枇杷

凡痢疾起臍跳不治者多此脾傷及腎中

虛挾濕須以臨症施治勉擬和中法或

補中清肅法但痢疾切不可用生熟地

及龜版、鱉甲除藥斷不可用

凡痢疾起口糜，兔絲子煎湯黃連阿膠湯加洋參或人參，亦金銀花，亦用野薔薇露漱口，服後脫全光舌苔舌光如鏡，再行商藥，但痢疾起口糜者不治，一由脾土敗，二由胃津涸

凡痢疾用豬肚腸內腐括之，瓦上炙脆存性，拿腸腐研細，滚水和送進鍋巴湯和

痢便泄

六十四

送治痛痢挾積滯腸腐久遠石研細吃有效比火腿骨頭灰更妙

凡痢疾下黑色者不治痢下五色者不治

噤口痢粒穀不進者必肝傷及胃不治

痢下如魚髓色者不治

凡痢疾穢臭異常如死蛇臭者必腸腑已爛雖有仙丹莫救

凡痢疾起呃忒者必肝傷及胃不治起忠噫

噎此亦脾傷及胃不治

凡痢疾腹痛如仰瓦之形臍跳若穿梭之狀不治之症小腹痛者腸中之津液已涸矣臍跳者脾腎兩虧而宿滯盤踞腸中因津液涸而熱不能下宿滯矣勉擬黃連阿膠湯白頭翁湯加君子湯

凡腸紅須用厚官桂炮附子炮姜炭煨葛根炙白术當歸炭炒赤芍煨肉果小青

痢便泄

六十五

皮煨木香南查炭地榆炭槐米炭炮姜炭赤芍澤瀉進紅花加煨肉果研末伏龍肝牛即灶心黃土如腹痛加木香附厚朴枳實檳榔

凡秋天時痢紅白積而後重厌里一定宿滯阻於小腸屈曲之處且左少腹作痛須用消食消滯小川朴真川連枳實檳榔神曲查炭青皮木香香連丸甚則加製

錦紋、大黄三錢或者送痢疾末子藥三錢開
水送下。但小兒減半。但治痢疾舌黑不
敢用大黄，須用痢疾末子藥之最妙。此
暗用大黄之妙。治痢疾末子藥治時痢
腹痛丹藥：生軍、熟軍各兩，蒼朮、白朮各
兩，羌獨活各兩，厚朴兩，檳榔兩，苦杏仁
三粒各研細末，大人吃三錢，小兒減半，開水
送下。

痢便泄

六十六

女人四十歲久患腸紅脉芤心悸面㿠黄
萎澤唇白無血色此脾係大傷營陰告
竭可知矣用歸脾法西潞党参、大有黄
芪、野於潛术製首烏當歸身東白芍茯
神、大棗仁遠志肉地榆炭槐米炭炮姜
炭、小青皮煨木瓜厚官桂葛根炙甘草
朝服早歸脾丸三
切記切記凡交秋時初起痢疾滯滯不爽

須用枳殼、檳榔三、南查肉三、川朴、木、建曲
三。若舌白，用生穹朮、只小青皮、或煨木
香、木麩炒枳實三。但治濕不利，小便短
赤，治以須用赤苓、澤瀉。若紅痢，須用歸
尾、炒赤芍。
切記痢疾舌黑，積滯莫疑，須用尖檳榔三、
南查肉、川厚朴、木麩炒枳殼三、小青
皮、中、廣木香。若舌垢，生穹朮、尖、舌焦

痢便世
六十七

煩口渴喉嘔噦強者葛根芩連湯或以
連厚朴煎用最妙若溺短不利痢疾心
定溺短不利須用赤苓三澤瀉等方通
此要若紅痢須用當歸淡炒赤芍和痢
疾初起生芎朮朱以朴赤檳榔查淡由
主若寒也下痢用柴葛解肌湯加生芎
尤甚以朴赤檳榔枳殼查淡
若瘧痢並行用喻嘉言逆流挽舟法即人

逆流挽舟法
柴前胡枳殼
羌獨活　桔梗

參敗毒散

凡吞酸與吐酸皆由食積阻於胃脘倘食不能運化蒸變為酸味切忌切忌凡禁口痢粒米不進一旬之內者西南方初起禁口痢一定宿積阻於胃脘所謂傳食惡食須用真厚朴半夏檳榔三錢內金三元明粉山楂炒枳實三花粉三南查淡朱小青皮山楂木香

痢便泄

六十八

水赤芍三錢湯[illegible]文用大黄末子藥三

凡食積阻於上焦者但嘔不瀉食積阻於下焦者但瀉不嘔食積阻於中宮者嘔瀉均作

凡秋天時痢若陽明協熱下痢用葛根芩連湯若少陽協熱下痢用黄連阿膠雞子黄湯

凡秋痢多逢血痢十餘日左少腹堅硬按

之如蠶蛋之重按即痛此積滯不能出
小腸之府乃不治之症痢疾頻逆噫噯
係肝傷於胃不治之症
痢疾起呃忒肝傷及胃之氣不得下降扶
食積阻於中宮加以肝木上乘不治
凡痢疾起口糜此胃津告竭不治急搽黃
連銀毛人中白柯膠野薔薇露蒸漱口
吃口不苦妨
痢便泄

六十九

先天根本在腎，以天根本在腎。大凡秋天時痢，如此痢危腹痛如仰死之狀，五臟六腑之源依告竭，膀胱如穿梭之狀，先以天根本欲離，此痢危不治，用庸議方全匱當膀蔡之動元是也。

凡右少腹屬小腸部位，右少腹屬大腸部位。凡秋令紅白痢疾，裡急後重，而左少腹必痛，一定宿食鹽鋸，小腸屈曲狹窄之處。

凡冷痢用釜底添薪法即附桂之類 其痢用釜底抽薪法即大黃之類

凡協熱下痢 發熱而痢用葛根芩連湯方 其下痢名曰協熱下痢

久痢口糜此元氣已敗矣胃家津液已涸 百病雖有一活 勉擬黃連阿膠雞子黃湯 牡丹皮、銀花、[illegible]、白芍、甘草 野薔薇露 漱口方。

痢便泄 午

凡痢不痢者，每而腹不痛，脈細沉，手足厥冷，加以時出虛汗，此元陽脫，陽極亡，須用四君子湯加桂枝、白芍，重加黃芪、附子。

內經稱腸澼下白沫，即今之白痢是也。內經稱腸澼下膿血，即今之血痢是也。內經云：五谷入胃，游溢精氣，下輸於脾，脾氣散精，亦歸於肺，通調水道，下輸膀胱。今五穀之精氣不能上升，外為肌肉，五穀之精氣不能氣化滲入膀胱，五穀之渣滓與精氣、清氣混淆而入大腸，腑以致壞成為積病，所以清濁不分，小溲不利。內經云：病在腹，痛為實，不痛為虛。又云：痛則不通，通則不痛。病危最忌脈數，手其病危最忌脈弦硬，搏指如新張弓弦之狀。又忌脈常疾甚倫。久病起呃，或用人參旋覆代赭湯加公丁香、刀豆子、柿

痢便泄

七十一

蒼朮白芍乳姜肉桂久痢豔口糜用
黄連阿膠湯豬膚湯加人參白芍銀
花茯神甘草薔薇露久痢呃忒不治口
糜不治臍跳不治呃忒脾傷及胃口糜
為胃家津液已涸臍跳為父母先天腎
氣已絶

痢
下色如甜醬色不治痢下色如糖燒芋
芋色不治如紅如紫如黑漆色不治下

痢五色不治，痢下如小兒驚糞不治。初
養小兒第一道之驚糞外
初起痢即有惡心者，乃噤口之逆症，外醫
家所以預先說明此痢極凶。
痢疾舌根黑垢，乃腸府有宿垢未下，若腹
痢脈緊有力，用承氣法，不可用痢症未
下藥。久痢脈細肢冷，此脾陽已敗，不治。
蓋脾主四肢，元陽大衰也。

痢便泄

七十二

仁

久痢脉遲细怠用人參黄芪桂术肉桂附子、乳姜、烏梅白芍甘草龍骨牡蠣升麻加石蓮子茯苓谷芽參芪术補土為主附、姜桂回陽為主芍梅草甘酸化津斂後以為主龍牡升麻固脱升清為主茯苓穀芽升陽益胃為主即倉廩湯加石蓮子有心若木蓮小芯心若空傷胃殺人

凡腸血用黑地榆、槐米炭可效

腸紅便血用苦參子廿粒研細將龍眼肉
包滿送下甚效
初起痢即有孔噁心大忌
久痢脉細收澁共脫在須刻
久痢脉數脉弦自歇均無此木強大弱脉
不合危痢欵脉車手無口摩呃忒臍跳
腹癟肉削孔嘔敗壞五色黑漆腸底
痢疾腹癟如仰瓦之狀不治此腹中五臟

痢便泄

七十三

六腑之陰液已脂膏已涸矣

痢久治痢不應，當以胃藥和之，六君子湯加烏梅亦可，白芍、黄芪亦可，桂、附亦可，石斛、谷芽亦可，扁豆、山藥、荷蒂以補中益氣法、歸脾湯

痢疾總訣云：脾土未敗，積滯消而脾土則愈；若脾土已敗，百藥罔效，既以和痢，舌苔垢膩，用痢疾末子藥最靈

痢

疾初起脈弦緊舌垢膩須用四磨飲末
下藥舌厚黃加蒼朮厚朴枳實檳榔查
脈舌白膩朴只檳查木香青皮

痢

初起脈弦硬而緊一定有宿滯盤踞於
小腸狹窄之處而不能出腹痛之期
不通積滯啟動即痛

痢

疾初起即有噁心不治之症不知脾
敗胃敗不內已用竹〻青母淀湯代茶

痢便泄

七十四

此清香皆未再用朴枳檳壽青皮赤香苓、澤之類

久痢呃忒，脾胃兩虛，肝木上乘犯胃，用黨參、旋覆、代赭、乾姜、肉桂、法夏、丁香、刀豆、柿蒂、柿札、沉香、危和仁

痢疾初起呃忒，一定食積在小腸狹窄之處，余每觀痢疾有宿積如彈丸而出者，此痢即愈

凡脫力腸紅，農夫最多，究屬負重勞力致傷肝脾。

病人痢疾其翻上來之精液不變，由肌肉而隨溼滯而混入小腸也。

凡時痢下白凍積者，其宿積在大腸。

凡時痢下紅積者，其宿積在小腸。

凡時痢下膿血者，溼熱挾毒邪，以黃連、朴、實、檳榔、查。

痢便泄

凡時病左少腹痛痛連小腸右少腹痛痛連太陽又云白屬氣分紅屬血分白屬寒紅屬熱此言其大概也

痢疾傷脾噤口痢傷胃此脾胃兩傷延成噤口痢桂枝用於五苓散中此桂枝是開太陽利膀胱之藥也

凡瘧轉痢為經其由表傳裡也云陽邪陷入陰經必用逆流挽舟法以逆散

秋天红痢晝夜無度，用白頭翁湯、葛根芩連湯。秋天白痢，朴、枳、神麯、赤苓、澤瀉、藿香、蘇梗、香附、木香、[illegible]、白花、陳皮、半夏、桔梗、葛根。又平胃散、胃苓湯、六和湯、藿香正氣丸。白痢厚朴為主，红痢黄連為主。又葛根芩連湯，治濕熱由表傳裡而痢。

秋天太陰痢，脾土大虚，用東垣老人補中益氣法，又歸脾湯，又氣虚下陷脫肛用

痢便泄

七十六

補中益氣湯

秋天少陰病舌孔紫津用黃連阿膠湯雞子黃湯此腎虛病如

凡過久病傷脾須用附子　丁六脈足浮須用附子又腸紅經久附子官桂葛根白术以故補中益氣丸歸脾丸又病久脫力面黃脈孔附子以故附桂補中歸脾鹿角伏天小兒大便溏瀉舌白手不温

用藿香、青蒿、川朴、枳寔、建曲、查炭

下血時邪，此名蓄血傷寒，由於平素受過

勞傷跌仆

利危脈細欲絕，肢冷如石，宜參附桂姜，不

能挽回，然用亦死多生少

利危脈伏且大，舌垢焦黑，宜投承氣，不能

通也

漏底吐瀉便泄，脈弦，舌黑轉絳，投葛根芩

痢便泄

七十七

連湯羚羊涼膈枳實檳榔扶食大傷一
大汗而熱勢輕然後以胃藥和之
下痢。四肢厥冷。脈細如絲。不治之症。勉擬
補中益氣湯歸脾湯此爲不及
下痢身熱灼熱脈來數大不治之症勉擬
化濕化熱此爲太過
下痢。舌乾無津此爲脾陽已敗胃液已涸
不治之症勉擬錢子黃湯

下痢，脈弦數，舌黄膩，嘔噁，發熱，葛根芩連湯加木香、車前、芍藥、赤苓、澤瀉

下痢，脈濡細，舌白膩，六和湯、胃苓湯、五苓散加柴胡、藿香

下痢發熱，脈數，舌白膩，敗毒散，即逆流挽舟法，加以朴、木香、車前

下痢晝夜百餘回，舌黄，脈數，白頭翁湯、葛根芩連湯

痢便泄

七十八

下痢粒穀不進此則胃敗不治噤噁一属胃逆上冲一属胃敗噤噁心不治之症

赤痢宜用赤芍白痢宜用白芍赤白痢宜用赤白芍

痢兼表症宜紫蘇桔梗防風

痢症舌黄宜用黄連舌白宜用厚朴痢症舌垢宜用檳榔枳實

痢症腹痛腹硬舌垢宜用大黄

痢症。見指冷脉細欲絕。不至一日死。見身自熱，脉來大，此為逆症，不治。

痢症。舌乾，舌光，口糜，孫子益湯加銀花、甘草，野薔薇露。

痢症，脉細，六君子湯。

痢症，脉細呃忒，人參旋覆代赭湯加公丁香、柿蒂、刀豆子。

痢症，脉細肢冷，復脉湯或附子理中湯，真

痢便泄　七十九

武湯

便泄虛溼邪[illegible]脾傷脾胃參湯主之必用

涼藥必斃。

防風、桔梗治血痢

白痢藿香正氣湯合不和湯

身並紅痢小連散　紅痢經久駐車丸

紅痢晝夜無度白頭翁湯

三陽時痢手足陽明以及三陰傳裡是太陰

痢症譫語。陽明燥屎，小承氣湯主之。達原飲
下痢呃忒，胃火上沖，橘皮竹茹湯加甘草，
及茯半
下痢呃忒，痰阻中宮，橘皮竹茹湯
下痢呃忒，食阻中宮，仝下痢譫語陽明燥
屎，小承氣湯或導滯丸
下痢呃忒，胃中虛寒，丁香柿蒂湯人參白
朮煎。

痢便泄

八十

痢疾延過孤自外法，降濁法

治溼不利，小便短，共治如痢疾。可用滑石

噤口痢，大腳魚，加生薑、鹽和煮熟，開胃立效

痢疾達流，槐角治，柴葛解肌、六和、達原飲

四逆散出，薑飲末，子藥白頭翁湯、葛根

芩連湯，緩子芩湯，補中益氣、六君子湯

瘧痢兼下敗，壽柴葛解肌湯，四逆散、達原

飲，加防風藿出。

噤口痢　魚腸痢　馬腦痢　紅白痢　膿血痢　毒
症　五色痢　惡症　敗醬痢　死症
痢症脉細收濇此本元虧
秋天暑熱血痢晝夜無度口渴舌黄脉弦
吃西瓜必愈
痢症諸藥　柴胡表症　前胡表症　羌活表症
獨活表症　葛根表症　防風表症　桔梗藿
香表症　藿梗必用　香附必用　以朴舌白
痢便泄

八十一

黄連舌黄嘔噁，赤芍必用，降陽必用滑石，暑令米仁不必用，黄芩舌黄，甘艸黄柏、蒼術以芎，大黄舌垢腹硬，枳實舌膩，檳榔舌膩，神曲查泝必用，歸泝赤芍正枳實，赤痢木香，疫必用，時痢草果和仁、炒皮必用，姜半夏，党参，黄芪，怀膝

朮、白芍，归身，茯苓，炙草，芎朮

痢疾正面是陽明食積，而反面就是脾胃

承氣留心補中歸脾

痢症有宿積黑塊並出此是鬆机

久痢腸紅傷甚佐阿膠為藥駐車丸為主

痢久致成虫滿此屬濕熱傷脾

便血經久致成中滿此脾絡受傷而經傷中宮

泄瀉須分別實濕虛濕

寒熱白痢舌白脈虛散六和湯又柴葛解

痢便泄

八十二

解肌湯　六和湯　防風　桔梗　赤味　白痢　黄
芩芍藥二味　血痢
手也　血痢　舌黄　葛根芩連湯　白頭翁湯　当
歸芍　小薑散
白積屬寒色從大腸　赤紅積屬火色從小
腸來
下痢左少腹心痛此小腸積滯且按之左
腹少腸下硬塊臍左硬為小腸積滯

猪小腸腐新瓦上炙脆服治痢疾甚效
麻果火腿煮鵓鴿湯又麻果煮鯽魚湯噤
口痢甚效
駐車丸腸紅甚效丸中黄連阿膠乳姜当
归、赤石脂禹餘粮地榆槐米椿根皮側
柏炭荆芥炭梅蒂倉米生姜小红棗飯
滞皮芽麦芽穀、赤小荳白槿樹花葉
陳莱菔英、金銀花薺菜花秋伏龍肝苦
痢便世

八十三

参子

肉桂、炮姜，治寒病必用益智、乳姜、附子、肉

桂、升麻、葛根、紫苏、桔梗、白芷、前胡、秦艽

炮姜、泝、黄泝、肉桂治寒湿虚病要药

苍术白虎汤治汗多便泄白腻舌苔脉来数

大血病用黄芩、赤芍为

赤小豆治血病要药　真阴涸极而虚阳浮格句

葛根芩连汤治发热时邪变病舌黄要药

白槿樹花五朵治痢有效

秋天白羊根萱花百朵泡湯治血痢[illegible]

薔薇花、印野菜花一两治久痢血精有效

末小藥吐綿紋大黃一两羌獨活各一两紫葉

一两、檳榔一两香附一两代赭一两厚朴一两杏仁

百柱去油各磨為末治初起紅白痢最

靈：大人者用三小人者用八、

收濇大腸赤石脂、禹餘糧、代赭、白芍、牡蠣

痢便泄

八十四

訶子肉罌粟殼蘇葉臭椿根皮石榴皮

大便不實，此屬后天中土衰弱。

凡痢症纏綿，脈細腹不痛者宜

余常見醫家治久痢用石榴皮訶子肉罌粟殼赤石脂禹餘糧，未見能一效者。

據云受痢疾亦是陽邪陷入陰經也，

赤白痢并為之責，脈之治積痢要藥消積膩魚肉之積，燥火為氣，治裡宜以重

凡駐車丸三錢治血痢經久要藥真川連真
阿膠乳薑當歸
久痢血痳似極半白芍爲要藥
切記犯腸風泄瀉須用青防風錢廣木香
半生蒼朮錢川朴半炒果錢神曲三
青皮三赤苓三澤瀉錢
切記內經云春傷於風夏生飧泄此以防
風治腸風泄瀉

痢便泄

八十五

切記秘凡宮也泄瀉須用煨（柴芷）葛根升防
風升煨木香米芎朮炒小川朴米枳殼
二神丸二查炭二赤苓二澤瀉炒青皮
炒半夏炒

凡赤痢黃舌苔時至噎嗝脈弦身口乾用
木香黃連檳榔查炭若白痢後重腸墜
用厚朴蒼朮枳殼檳榔查炭赤苓木通
生地附但痢積赤痢後重腸墜白痢後重

廣腸來此積痢脈緊

初起紅白痢黃連、川朴、並用加木香、檳

榔、炒查炭治

吉、腸爲狹窄之所，既比廣腸寬容之地，今

宿糞盤踞小腸屈曲之處，膠錮凝結，所

以積滯逼道不化，猶於左少腹堅硬，左

少腹按之堅硬，時以陣痛，且裏急後重

至圊澼澼不爽，其痢下晝夜次數の五十

痢便泄

八十六

行雖晝夜無度然積滯黑垢而阻右少腹小腸屈曲之最怕傷脾及胃而起噫噯胃納無數延成噤口重痢赤腸即小腸廣腸即大腸在右少腹小腸在左少腹自覺按之堅硬時痛

凡痢成紅白積痢晝夜二三十次腹痛裡急後重澼澼不爽而昔垢燬灰色或舌根黃垢此積滯為阻投表藥之痢似不

可投製軍丹其痢即止其痛而除若產後痢阻舌黑用失笑散三加檳榔三查肉三投表軍丹末隨人用過

凡產後痢疾腹痛舌垢小便必短澀其積滯為阻須用清暑丸以利小便以通積滯

凡痢疾初起不可用斂補進以七寸可用斂補且脈數均起

痢便泄

六七

治痢七珍散用蒼朮（米泔水浸去刺焦）一兩半生大黃半杏
仁（去皮尖去淨油）兩熟軍半川烏（去皮麵包煨透）半羌活一兩生
甘草（七半）
右藥共研細每服二錢 赤痢灯心湯送 白
痢姜湯送 泄瀉黃米湯 送小兒減半孕婦忌之
痢久肉桂（膏蜜）附子要藥

便血 糞前血爲近血，由大腸來；糞後血爲遠血，是肝脾來。

腸紅便血用臭椿根汲牙炒焦煎湯也效

凡腸紅便血用苦參、小肉莊桂研细吞下即

嘔者是胃氣極薄不易脱根用黑歸脾

法、黑地黄丸法、補中益氣法

凡便血經久脱力不復，面黄無血色，脉氣

脉軟神疲，力乏，肛门下墜，誠药用东垣

老人補中益氣、黑归脾湯加附、桂、姜、山

藥白芍

素有腸紅者，大人百多常發。

凡腸紅便血，用苦參子七粒，包在桂元中吞。

日服七粒桂元肉，須服月餘方可有效。

宜涼血

此有內傷下[illegible]蓄
實[illegible][illegible]不
可執一
內經云膀胱不利為癃
不約為遺溺
又云膀胱[illegible]通調水道
下輸膀胱

癃閉

婦人小便癃閉少腹膨硬如石急用麝香
壹納於臍中外用板色螺螄搗爛貼於
臍下若不效不治兩目上視昏不治或
值冬天用田螺搗爛亦可

凡小便癃閉少腹膨滿如石急用活螻蛄
一只搗爛以泥入麝香壹拌和納於臍
內外貼葱餅再用煨土結敲碎熨於葱

癃閉　八十九

治溼

一。師上能得膀胱開利者幸以救十中之

凡婦人小便癃閉按少腹堅硬如石此症極危勉擬五苓散加牛膝車前子三方通草滑石末生甘草蔹中沒竹叶再用當門子研細少許研納入臍內用太平膏藥乙張貼於肚臍上再用葱頭生姜共土結泥熨於臍上。若小便不利莫救用大黄、牽牛。

凡用真血珀屑三分研細如塵，用淡竹葉三莅湯送下。治婦人屎哽痛，小便頻數不禁，併治小溲癃閉不行，亦治男人白濁痛赤濁莖管痛。

凡小便癃閉與小便頻數不禁，俗名謂屎哽痛。内經云：中氣不足，溲便為之變。究屬膀胱氣化失權，急用黄柏、知母、上肉

癃閉

九十

桂朮飯丸以開通下焦，佐以五苓散加牛膝、車前、通草、滑石、萆薢，或加琥珀屑（三分另服），淡竹叶湯送。或麝香納于臍內，外貼葱餅再熨。又麻黄附子細辛湯，麻黄開肺發汗，又開太陽膀胱，即所以利小尿；附子温腎經；細辛開腎竅。又腎与膀胱相為表裡，腎竅開于二陰，前陰主小便，後陰主大便。

内經云、中氣不足。溲便為之變，故淋澀之症，用補中益氣湯，應手甚效。

九十

經云邪在腑則日作邪在陰則間日作或三日作仲景以小柴胡湯為主方隨証加減

瘧

少年三瘧起癖○用三甲飲○鱉甲五龜甲五穿山甲手消癖可效

三瘧經久常服鱉甲煎丸二十粒有効可黃芪鱉甲煎不可効秦艽鱉甲散可效

三瘧屬厥陰少陽風木故用首烏白芍鱉甲治風之劑

三瘧左脇起癖名曰瘧母用三甲飲有效

瘧

九十二

龜脊甲末　鱉脊甲好炙　山甲末　又　朝服鱉甲煎丸（芒硝）開水送下亦有效

又　喻嘉言梨汁蔗漿各一盃吃瘧癒但恐以飲食清其主之

不宜最妙

吳有可達原飲達募原之邪治類瘧要方

募原即是三焦部位　厚朴　草果　檳榔　黄芩　知母（代之）全柴胡湯用最妙　甘草湯　六一散

截

普賢三字痰不成瘧

截瘧丹治三瘧嘔出頑痰一碗而三瘧即
愈其應如響其效如神所謂普痰不成
瘧但鄉間人吃過常山烏梅而面腔一
世所黑色所以醫家觀其面色而知其
代過三瘧又知其吃過常山烏梅草果
檳榔檳榔加乳姜不小紅棗亦但甜茶七分即
是常山也一名比櫛象又蜀漆即常山〃
苗如常山、草果、檳榔、烏梅肉七分、加生姜

瘧

九十三

五片小紅棗五枚煎湯吃一碗而三瘧即愈
而三瘧血痢亦難止但鄉間人實難為
且面膛黑色何況屢辟手
凡瘧邪經久不化近乎瘧勞須用黃芪鱉
甲散
凡瘧邪起癖用鱉甲煎丸廿粒姜棗湯送或
早午晚分三起服
凡秋間瘧痢並作又身熱下痢名曰協熱

下痢用喻嘉言逆流挽舟法，即人参败毒散去人参（柴前胡、羌独活、赤白芍、苦桔梗、炒枳实）

瘥

九十四

見[illegible]色不佳

疹瘖　痲　湯

和[illegible]謹[illegible]

動多[illegible]

湯

辨疹瘖痲

凡時症瘖如細尖觸手疹如圓頭時症疹如夾瘖如甚多疿子皮膚紅目紅痲首成片

凡發紫痲痲屬陽明血熱極往往失表失汗者多

犀角清宮湯 清心宮之熱 即犀角地黄湯加元參心、連翹心、竹捲心

犀角舉斑湯 即犀角地黄湯加綠升麻粉葛根

犀角大青湯 即犀角地黄湯加大青葉 即錢[illegible]

辨疹瘖痲

九五

靛

青叶如世大靛青叶用板藍根亦除癍毒、玳瑁片又化癍毒大力子亦兩肺經連翹心清三焦之熱

癍。

凡發青斑此病人氣血已死其血凝結於皮膚之內不能透出皮膚之外所以望之色青如手背上筋色之青若青癍藍癍見二三點者不治之症也毋庸議方

毋庸議方

疹

凡汗出晌閉，皮膚不密，此必發疹，宜清透法。

疹

凡伏邪秋發，若發疹點，須用牛蒡、蟬衣、桔梗。牛蒡即大力子，須用生；蟬衣須用子；苦桔梗子、連翹子，再用粉葛根提陽明肌肉之邪。

白疹

凡時邪發白疹，愈粗愈妙，須用此方最為妥當。鮮石斛生自汁

香青蒿子　紅炒黃芩錢　經霜桑葉錢　湖壯丹皮錢

辨疹痦癍

九十六

净連翹　牛蒡子　苦桔梗　净蟬衣

若大便溏泄須加粉葛根

若紅痧甚色不昏暗全賴神識清楚不起肝風擾動邪未入足厥陰不起糊言亂語邪未入手厥陰心胞若譫語風動並至雖見紅痧活色鮮明仍歸不治勉擬犀角拳斑湯　犀角大清湯磨冲犀尖七分

羚羊角　活一赤芍以和血凝痧用及以

凉血並鮮生地以凉血並須用升以提清陽之氣用粉葛根以提陽明肌肉之邪、柴胡提半表半裏之邪若元氣虧發陵紅癍須得鮮生地以換大原生地、生以補陰生血加人參扶元補托用玳瑁片、以化癍毒用大青叶以解斑毒如無靛青叶、用板藍錢代之。牛蒡子須用生、苦桔梗錢淨蟬衣七分、淨連翹錢生銀

辨疹痦癍

九十七

風痧

見爛喉痧

凡春初風溫時屬之氣襲於肺胃而發風痧痧未透者寒熱胸悶咽喉哽痛痧顴紅色現目赤色累有欬嗆甚則喉痛形寒發熱此風痧未透胸悶者須用淡豆豉須用紫背浮萍炒三或三醫書云紫背浮萍萍之性勝於麻黃但麻黃性發溫而紫背浮萍炒性發涼凡出痧子初起

花三以紗斑毒切記切記

癍

發汗解肌須用紫背浮萍草三錢 淡豆豉三錢 前胡三錢 桑叶錢半 丹皮錢半 牛蒡三錢 連翹三錢 土貝母三錢 杏仁三錢 薄荷錢半 桔梗一錢 蟬衣（喉痛加淡元參三錢 甘草八分） 天虫三錢 荊芥錢半 防風錢半 若喉痛射干一錢 馬勃八分 若痰多生菜菔汁一杯 未透須用西河柳一錢 芫荽草三錢

若及膚紅色一定痧子

若發癍花色如紅癍此屬陰虛血不足不

辨疹痦癍

九六

瘄子

治之危如若發紫斑中見黑斑數點此為極胃爛不治之危如若見藍斑一點者不治青斑一點者亦不治

凡童孺瘄子細尖而發而皮膚色紅疹子圓頭不發皮膚色白又瘄子欬嗆氣喘目赤收紅色甚則咽紅硬痛此風温時癘之邪襲于肺胃二經又紅瘄（疹痛）子屬陽明而分也白疹子屬肺經氣分並瘄子

病疹

疹

亦屬肺病隱熱，發退甚多，似用牛蒡、苦桔、蟬衣、粟吐、荊芥一兩、連大貝母三、苦杏仁。若大便泄瀉，須用枳、葛根。

凡發疹，如疹少未透者，牛蒡子須用生，須得研細。

凡疹透出不退，脉虛數，重按於實，即重按無力，皆因元氣不能抵禦，而脫者甚多，切不可用綿被遏過，須存胃津以清陽

辨疹瘖癍

九十九

昨餘邪用西洋參　鮮石斛　羚羊角尾　大力子　香豉　霜桑叶　牡丹皮一錢　花粉　肥知母　連翹心　雲茯神　益元散　活水蘆根　大竹叶　香粳苗叶　鮮蓮子肉　西瓜翠衣半

疹瘖

凡紅疹晶瘖滿佈而出，仍不退，脉來大，舌根焦黑，厚垢，口渴引飲，但轉矢氣而不更衣，用涼膈散。兩另煎另服，吃西瓜汁可。

凡時邪發紅疹白瘖，須用牛蒡子二錢　占斗

研極細蟬衣柔 苦桔梗牙 淨連翹牙 苦
杏仁牙 若大便溏若大便泄瀉加粉葛
根牙 以提陽明經肌肉之邪切記牛蟬
桔梗連翹杏仁粉葛根

疹

凡疹透出不退脈弱用人參白虎湯凡和
病容阻閉竅用蘇合香丸若一竅些阻
閉竅用牛黃清心丸

紅疹白疹

紅疹子水紅色稍粗有圓頭如饅頭式句

辨疹瘄痧

一百

自數一粒々但發也無欬嗆湧棕眼帶
紅、咽喉若瘡、湧棕紅疹子從陽明肌肉
而出以陽明主肌肉外故以前白為棕
白疹子從肺經氣分而出俗語謂之發
瘖也水晶瘖子當中有水

瘢
發紫斑有色而平者是也以手敷之不高
在也從陽明血分其極而來也

瘢
發黑斑也從陽明出極胃爛而來也不治之

癍

宜犀角地黄湯。白虎湯。犀角大青龍湯。犀角化斑湯。又有食積發癍，須得認真。
發青癍，乃其極胃爛腎肝藏而出，不治。以余每看此症，乃血不活而凝結於皮肉之内，未曾透出於肌肉。以古書云，腎肝而出，言其青色，腐肝似火，凍瘡之類。

疹子

疹如白痦發頭面。疹如不發手足心。

疹痦

紅疹。白痦。壯其便泄，若脈大，舌黑，腹硬者

辨疹痦癍

一百〇一

氣分甚者白虎湯
血分甚者犀角地黄湯

疹痦

由熱實白虎湯、涼膈散治之。犀角地黄湯。

红疹白痦。吐熱便泄。若脉細舌光。腹軟者由虛寒。四君子湯、補中益氣湯。歸脾湯治之。

疹

凡红疹譫語風動吐熱便泄而脉不數大。舌色黄白腹軟不痛者投犀石大黄必死。

痲

醉發出红痲。不能潤澤其色不活由於血分不足。由熱邪强逼所致。

癍

時症發水紅癍其色如桃花色其形如蚤、豈大平而不起由癍高而圓須由疹共而有暈者如河中之有蜆者似疹之症（然癍要潮水紅斑都是夾陰者之症）毋庸議方若用涼劑徒遭一怪切記

癍

要水紅癍要多隱亡要多夾陰症須要問房事拒否

發癍深紅色者此屬血氣不足要多死症如夾陰必死

辨疹瘄癍

一百〇二

邪在陽明，斑發紅，活白虎湯、犀角地黄湯。

邪在心營，斑發紫色，犀角大青湯，加玳瑁。

金汁、銀花。

陽明其極，胃爛，斑發黑色，不治，危也。犀角、板藍根，加法見外表。

邪在厥陰，發斑青色，此屬不治。犀角、當根、升麻、元參、金汁。

邪在少陰，斑發淡紅色，此屬不治，人參白

白疹

紅疹

痧湯合玉女煎治之。
鬆。化斑。疹而不足。如
白疹属肺家氣分虛甚宜人參白虎湯加
麥冬。鮮石斛。桑皮。杏仁。
紅疹属陽明血分實甚用白虎湯加羚羊。
連翹。如胸間者未全透。涼用前不宜早用。
牛蒡。蟬衣。連翹。桑葉。丹皮。杏仁。羚羊之
類。如紅疹透。玉女煎法治之。白達氣分

辨疹瘖癍

一百〇三

血疹

屬肺虛紅是血分屬陽明實也

凡疹。速。而。出。退，神清。者。生。凡疹。速。而壯。也，神昏。者。死，

疹

富觀橋裁縫時邪發疹舌赤黑，投雪水而死

夏天時邪發疹不而用厚綿被遏死者甚

多，交天熱病多吃西瓜雪水停結中宮

氣不能通達致發厥而死者亦多，須得

脉來大有力而周。

癍

傷寒時邪。發大疹子。如黄荳大者，葩毛瘡也。
神糊讝語，不治者甚多。余亦見之。五月
注温病。仝上。余想幼時未出天花。尔未
可知矣。

凡消斑青黛散治時邪發熱，辟發紫癍，乃
陽明血分伏熱。須用此方加減。若神昏
讝語，邪入心包，不治。若肝風抽搐，邪入
厥陰，不治。消斑青黛飲連犀。知母元參

辨疹瘖癍

一百〇四

生地、斉、石羔、柴胡、人参、草、便实参去大黄、躋、姜、枣、葱加一匙醋。陽邪裡实此方稽。

凡

瘥後十朝麻露未尽，而伏邪壮其体發紫癍，須用犀角地黄湯，犀角、大青，加鮮石斛、錠青叶、紫草，錠青用板藍根，引水飛青黛，引以清營之，其赤芍和血，切不可用桂枝、炮姜，而荊芥查脉可矣。犀角尖磨冲，鮮生地十两，赤芍一小段，鮮石斛两，大力子三研，板藍根三。

痲疹瘄　凡痲暨疹瘄已見之後不必着痲何如着
痲泄氣痲疹已發氣已外達不必着痲
痲痲疹未發氣机未舒而着痲泄氣

痲疹　凡痲疹有來三日去四日之說故痲疹發
日遠回如是發日

疹　空殼疹不治屬于正不能勝邪疹点上指
拱有潭是也

瘄　白瘄灌漿須用做毒药如銀花連翹赤芍

辨疹瘄痲

一百〇五

要言切記

初則宜辛涼表散，輕清透達之法，繼則用甘寒甘，後須滋陰和陰解毒。

土貝　黄連　人中白黄　類小

凡痧疹瘄，或佈於胸腹，或佈於四肢，或佈於形面。疹子不發於面者，身時熱，身熱欬嗆，胸脇而痛，喉嚨煩躁，脈數大，必發痧疹瘄也。此三者大同小異。若發出後，身熱不退，胸仍悶，須防再發。有一發即好，有甚則連發次而發，三出三沒，須得熱退脈靜，神清為吉。若神昏譫語，煩躁，見為邪侵心胞，為凶，難治。若手指抽搐，目斜口喎，即為邪入肝藏，為凶，難治。六要出宜周匀，沒宜徐緩，又外手脈胃之病。

痲痘

痲子

隆冬痲子未透可用麻黄、葛根、牛蒡、蟬衣。
春天痲子未透可用紫背浮萍、木、牛蒡、
蟬衣、芫荽、草、西河柳、痲子、白、天蟲、芨、渚、蓮㴠。
自足斷者，透而巔不起者大忌，須用透
藥，切不可用犀角、羚羊、角異然僭透，其性涼。

痲子

面粉、白粉者太忌。一曰白面痲，二曰狐面
痲、天花發于咽喉者不治之症，發于心

痘

空

窩空不治之症發于飛脹空不治之症

光痘天毛痘上起潭為之榻陷痘金録

云漿滿頂不足難免十五六第十五朝

必由天毛滿方細白痘無漿可治勉攙

參芪補托天毛滿方空光痘無漿及榻

頂不治

俗名水 赤痘

水痘 天花

水

痘但有膿頭起漿外边無紅圈子

若天花一彩水蹊亂芭二朝水紅疹子若

天花

手心面部發者天花將三朝頂上有細
白瘖之朝頂上起將發七將發八足九遍頭
天花宜出三日見點第一朝色如蚊跡成
攩又如發亂巴其色鮮紅色者為狀元
花也

種苗

此言乃常耳

小兒種苗之朝發宜出發出三日見點見
點三日起將發起將發三日結茄結茄三日
到成謝花若種苗三日發要出兒痘如

病痘

一百〇七

種苗十餘日發定出赤色痘如

痘

小兒痘滿身如水晶磨子，容稠帶光障，必死帶疑。滿身如水晶細白磨，一帶紅暈之色，必死帶疑。

痧子

小兒時痧，風温時癘之邪也，襲于肺經，須浮發出透樓，咽嘛硬痛，胸間向透樓。若咽嘛色紫，是蜩嘛痧也。滿身如紅紙頭音。是丹痧也。面上有白粉者，是狐面

痧子

痧也，是白面痧、小狀面痧、丹痧、焗嗆痧

難治

小兒風溫時痧，先發面部為順，然後胸背尚

第一方：荊防、牛蒡、象貝、杏仁、連翹、蟬衣

又方：芫荽草三些，汗用紫背浮萍，若冬天

無汗用麻黄，若嗆痛（加）射干、馬勃、元參

甘草、黄芩，若泄瀉（加）葛根，若痧重痧密

用清涼解毒法：羚羊、製天虫、薄荷，若未

痧症　一百只八

透肌而浮萍前胡牛蒡西河柳蘿蔔汁

苦桔梗痧所必用〇

痘　痘疹症緊不起用犀角地黃湯、加升麻、天

蟲出、首根

痧子　小兒痧子細點如紅色而密如河砂散於

檯上

痘　時行天痘初起一二朝形如蚊蟟而痧子

亦相似毋不可悮耶然痘痧指甲及耳

際常寒痧症欬嗆且兩目水紅推此則可以知矣

痘

凡痘症初熱胸悶三朝荊防葛根湯三四朝清透做毒法五六朝溫補透托謂之精不足則痘不托有塌陷等類用參芪芪桂

痧子

察也。眼精水紅色是出痧子憑據咽喉硬痛。欬嗆憑據之至日胸間心胸時未透也

痧症

一百〇九

發水痘边上帶紅暈若痘外边上有紅丝者，是狀元天花也。

痳子 痳子先發頭面、

天花 天花形面手足心俱有、

痳子 痳子發于手心而有

天花 天花初起一朝發于手心面部也。痳子之狀，痧子不發手足心。

天花 天花發于肚腹、上下流，又發于頸項咽喉

二冊上

變不治，又發于心，驚軟，當變不可治。

時麻通聖散，加豆豉、前胡、荊芥、防風、桑叶、

牛蒡、上桔梗、杏仁、連翹、大貝○藏、蟬衣、薄

梗、西河柳、蔴汁、曾草、菱荠黃，不用麻黃。

遇浮萍，用麻黃（不遇浮萍，用麻黃），喉爛，射干、並馬勃、元參、

豆根、生蚕良。

痘

凡痘表先見，邇骨穴，男左女右，出實痘毒。

必先破出，死次○若痘見死，眉中間離宮

麻疹痘

一百〇十

部位必凶宜破若痘見左顴屬乳宫
部位必凶宜破若痘見當人中屬坎宫
部位當承漿穴當地閣屬坤宫部位俗
語云面黑將瘡發于當中者必危凡疔瘡
發于眉部當中者必凶小兒痘後須忌
鮮鵞鮮肉鮮鰣魚鯽魚鰱魚芥菜地栗
糟魚糟肉恐忌痘瘡反已有面浮腹脹等症
小兒者先天足与不足須要眼睛為小
兒先天足與不足凡

兩眼黑而大。瞳神而生而亮。耳都有方

長有耳端肉如荳懸下，呼吸之氣而長

小兒耳都四照於日中火耳上紫筋紋

頗多失痘而必密

天花

凡小兒三歲寒熱而手心中有紫點子。者

天花無疑其紫點子者色如蚊蛤色如雞

鳳蛋鳳斑一定天花

種苗

凡種苗男左女右。須至七日發寒熱）寒熱

病癒

一百十一

三日見點，第一朝色如蚊跡，手中漫紫紅色細點下，但跳驚痕，手伸振動，手足時痊。胸間背脇面上見花，手上齊，未齊之前，大便結硬，須用東垣漿落梗湯代來，待至六日起灌漿，須用綠頭一个笛尖、喝眼魚吊湯吃。秘訣云：三日盤四日胖，七漿八足九至頭。凡小兒看耳都向亮光照，若紫筋後背，其痘必密。若則痊厥。耳都没紅筋走肝經，紫筋走心經。第五日先用素提紫蘇菇香菊芦头湯，第六日起紫時地以用葦提紫雄豬頭一个、烏眼粘翅魚湯、大雄蝦湯。

種痘

凡小兒種痘，須向亮光照耳都上起小紅筋從首屬肝經，耳起紫筋從首屬心經，須防痘厥。目直視，若耳都見青筋從者。走厥後經失，痘必危。

病痘

一百二

凡男小兒左鼻孔迎香穴起痘表若不破出血出上嘴唇必腫又出痘點於眼睛裡乃急症須用真牛黄、杪花、研極細吊起上眼皮塗于眼睛裡又吃牛角地黄湯加牛蒡子研三、

麻子

凡麻疹面紅目水紅色用紫背萍草 大力子三、連翹三、蟬衣 桔梗 杏仁三

昫聞麻疹未齊、用西河柳、又芫荽草三

桑叶、丹皮，如欬嗽，加苏梗；如大便泄泻，

加煨葛根。

無論疹子、痦子、痧子、痘子、天花，尋得其色鮮明潤

澤者為吉，色滯暗晦者為凶；見而早回者多凶，週身

而後退者為吉。空殼痦者多凶。發出後其退神速而[illegible]

病痘

一百十三

轉筋瘟羅足陽明
不能滲潤宗筋宗
筋失養故至此，
又云肝主筋，轉筋
屬風木主病

霍

霍亂 附羅吊病 大頭瘟

亂吐瀉起呃忘也，頓宿滯結于小腸屈曲
之處，而於內下。譬如產婦瀝胞生育胞
懸如已瀝盡而小兒不能出陰戶，其意
相同。若脈弦緊，舌垢，須用小磨飲、旋覆
代赭湯、橘皮竹茹湯、丁香柿蒂湯，加刀
豆子、沉香，以消食為主。若霍亂脈細肢
冷，此脾土已敗。若冷汗粘汗，此元陽欲脫

痢瘧霍亂　一百十四

俗語眼藥藥潭

凡霍亂目眶深陷者不治，大肉削脫，謂脾敗了，治。肢冷脈細，脫陽不治，勉擬附子理中湯。

之象，如毋庸議者，勉擬理中湯の[illegible]

多屬不治

凡霍亂聲啞者不治，勉擬復脈湯去薑桂。

為肺降已絕

凡霍亂欲嘔不嘔，欲瀉不瀉，用探吐法。

名乾霍亂

凡霍亂嘔瀉俱出，最怕脫陽，肢冷脈沉伏。

凡霍亂上吐下瀉，四肢厥冷，脈息全無，此

霍亂主寒，其治法主[illegible]疾之殊[illegible]直[illegible]

[illegible]脈伏不[illegible]

是亂極則反陽氣為邪所遏而脈伏肢冷當用白虎輩

是陰寒極甚來陰伏冷為陽氣為陰邪所阻當用大順、冷香、順水理中丸、連萃等方

危症也須用桂枝、炮附子、生白朮若霍亂吐瀉肢冷脈伏氣短聲低急用人參附子理中湯若肢冷脈伏目上視手指羅紋已癟俗名謂之癟羅痧兩足腳筋吊麻俗名謂之腳麻痧不治症也急用肉桂末八分射香少許納于臍內外蔥餅貼滿再用火燒土結泥熨于臍上再用辣料豆草用燒湯將於兩足委中穴處

霍亂

一百五

拘至足指

霍乱吐瀉之時，六和湯，八宝红灵丹，且忌
穀食吐瀉，一心不忌穀食，吐瀉仍起，呃
忒。人参旋覆代赭湯。吐瀉後肢冷脉细
汗多，人参附子乾姜湯，附子理中湯

霍乱篇云，恶寒发热，頭疼身痛，上吐下瀉
名曰霍乱

霍乱必口渴，因其嘔，多下多汗多，耗其津液也

切不可吃西瓜

霍亂脈細如絲，手清冷如石，目上視，冷汗呃忒，經用五苓散、六和湯，重用附子理中湯、真武湯。

霍亂。脈細肢冷冷汗呃忒，用旋覆代赭湯。

霍亂四肢厥冷，胃陽絕；脈伏不起，脾陽絕；聲啞不亮，肺陰絕；舌黑無津，腎陰絕。此等不治。此時是陰陽亡離。

霍乱足穀食而白扁荳湯大可吃杜磨簕粉亦可

霍乱痧雜用五苓散六和湯加吴萸乾姜

霍乱延遲七日可許無礙

霍乱四肢厥冷脈來沉細此陽氣不復声啞不亮舌黑無津此陰氣已竭成天脚土敗先天腎水涸肝腎兩絶不治

英雲橋出霍乱吐瀉後成喉綠水出菜汁

吐蛔虫五条，腹痛瘀塊上攻，用旋覆代赭
湯、乾姜、黄連、吴萸、沉香、茯苓、陳皮、姜夏、
杏仁，三服而愈。此從肝胃治。

表
茂芳，烟癖，操勞，痛下腹不痛，脉細沉如絲，
手足清冷，又冰，腹痛如四肢形瘦也，紫
面色黑憔，声低，舌乳，臍跳，乃根本欲撥
動，肢冷，舌乳，脉細，陰涸陽虛，不勝形涸
甚，勉擬參、芪、术、桂。其人心中藏也，要攝

霍乱

一百十七

霍乱必挟食須用保和丸矣

又按六脈[illegible]之新

脉並不救五二日死

凡霍乱声啞者不治急擬復脉湯去姜桂

霍乱有寒有暑若舌黄口渴嘔吐黄水音

須用真川連竹二茹或黄連温胆湯加減旋

復代赭湯[illegible]

切記凡夏秋霍乱吐瀉一定食積阻於中

宮陽氣不能宣通故以脉伏肢冷汗

外越以桂枝厚朴藿香六和湯四磨飲

切記凡霍乱嘔瀉食積阻於中宫胃氣不得下降所以上則为呃忒下则为旁流清水由於宿積未下为旁流惡水須用以磨飲檳榔磨木沉香磨汁枳实汁合兒茶汁又以和湯二陈湯桂枝厚朴白术附子

凡霍乱脉伏肢冷投人参補中遂致莫救

凡霍乱泄瀉化热脉弱口渴喫西瓜而愈

抉臺吳可之

霍乱 一百八

閑齋見聞竅

本甚多因暑热發於陽明也

凡霍乱初起，陽邪被陰邪鬱遏所致，是以脉伏肢冷，及其發热，脉洪口渴，乃暑热出手陽明也。

凡霍乱上吐下瀉，用六和湯、藿香正氣法，用八宝红灵丹乙分，是芳香疏散法。時邪初起神悍，用太乙玉樞丹一錠磨服最妙，又蘇合香丸一粒，是芳香宣竅法。及夫温邪化热内陷心胞，神昏讝語，用萬氏牛黄清心丸乙粒，甚則至宝丹乙粒。

重則紫雪丹三分亦是 若虫宜霰法

凡霍亂吐瀉腹細收冷急治者先用安南肉桂半分研細末塵用生姜五片泡湯送下然後用六和湯加桂枝

凡秋令七八月蚶螃蟹與鰻鯉螺螄淨霍亂者甚多但螃蟹之性甚寒鹹降滑腸故於秋間時食吃螃蟹而起霍亂者甚多

霍亂者霍然間陰陽撩亂以脾胃顛倒

霍亂

一百九

宜[illegible]作八
六[illegible]平胃散
宜[illegible]中湯四逆湯
[illegible]藿香正氣散
然[illegible]可用白虎湯
宜[illegible]熱[illegible]清暑[illegible]
其脈四逆散

也。脾宜外而反濕，胃宜降而反吐，吐瀉交感，脾胃兩傷，甚則四肢厥冷，冷汗淋漓，脈形沉伏，又脈沉細，目眶深陷，面色青白晄，指羅癟，壓脚筋吊麻，音啞不亮，此霍脫去頂刻間也。俗名子午痧，又云吊脚痧，又云癟羅痧，又云絞腸痧。又初起腹痛，謂之絞腸痧。若吃蝦而起者，須用六和湯加紫蘇葉，或另吃紫蘇葉汁。

煎湯代茶紫蘇叶專能解蟹毒霍乱面色青暗面顴色青而癟收者是暑濕邪直入厥陰也目眶深陷是邪入厥陰也指羅癟壓脚筋吊麻是邪入厥陰也声音嘶啞是陰涸於内邪入少陰腎水已涸也冷汗淋漓粘手而窘是脱陽於外元陽散失欲脱之象也診以汗多謂陽脱于外声啞謂陰涸於内脈伏全無又

霍乱　一百二十

脉形遲細如絲，又脉形細軟無力，皆霍亂霍脱在頃刻。以脉訣云：霍亂之候，脉代勿訝，厥逆遲微，是則可嗟。厥逆者，四肢厥冷；如遲微者，脉形遲微細軟，非此霍亂極危也。藥力難挽天机，勉挽回陽，於萬一之幸。仲景附子理中湯、桂枝湯、桂枝龍牡救逆湯。附子以回其陽，桂枝以溫通四肢，白朮以補其中和其脾，甘草以甘緩其急，甘以守其中；白芍以斂其汗，收其肝；宣木瓜以舒其筋；人參以補中和脾胃；炮姜黑以和營衛；加姜棗以和營衛；龍牡以止其汗。凡霍亂用人參龍牡，不治症多收。輕霍亂用六和湯加紫蘇叶最妙。

霍亂　一百三

凡七八月間起霍亂症。霍亂者，揮霍撩亂，如上吐下瀉，脾宜升而反降，胃宜降而反外嘔瀉均心脾胃顛倒陰陽錯亂甚則陽亡四肢厥冷汗淋漓脈形沉細沉細不起須用米炒野於朮三桂枝半蓋於朮之性專建脾胃桂枝之性專達四肢霍亂吐瀉用六和湯主方胸悶藿香、厚朴、嘔噁咳及半夏腹痛枳實檳榔查肉、花志思、瀉用煨木香、棕芸思、查肉、赤苓、澤瀉、通草腳筋吊加宣木瓜、

凡遇霍乱吐瀉四肢厥冷汗淋漓脉息
沉伏急用三味药安南肉桂末五分淡附
子钱、淡干姜钱用水一凡缸盃煎至半
凡缸盃先吃待其四肢稍温然後用六
和汤。以桂枝、广藿香、紫川朴、江只壳、毛槟榔、
真建曲、南查炭、半夏、姜竹茹、泽泻、
煨木香、若手足麻痹加宣木瓜、原用八宝
红灵一分、引子加辟備丹[illegible]凡霍乱肢冷

霍乱 一百卅二

脉伏先吃肉桂湯活血最妙附子干姜
回陽亦妙太乙玉樞丹一錠摩佛手湯送
下若兩腳麻吊用辣料草一握入燒酒揩
真檀香辟邪氣治霍亂吐瀉陰陽錯亂檀
香宜用末
凡霍亂嘔瀉脊膂痛因阻脾陽不動故以脉
息全無
凡霍亂脾主四肢脾陽不動故四肢厥冷

凡霍亂吐瀉脈伏肢冷若手指手背黑色者其血已凝不治之症毋庸擬方若目眶深陷不治若冷汗粘手者此脫陽之證以不治若手指癟羅者不治

凡舌底下有廉泉穴玉液穴此生津液之道以凡針刺玉液廉泉穴可以止嘔凡針刺腕中[illegible]可以止腹痛針刺涌底穴可以止泄瀉

霍亂

一百二十三

凡霍亂有寒有暑若手足霍亂肢冷脉細
病人舌白膩須內先用安南肉桂末、壹
用老薑湯送下以觀消息然後用桂枝
朮、厚朴、用六和湯藿香、正氣散

凡時疫霍亂肢冷脉伏若病人舌苔乾黑
燥、津口渴頭昏飲冷狂渴飲冷先吃西
瓜汁蝎服以觀消息然後用真川連末吃
二三錢、凡疫氣流行霍亂肢冷脉伏舌

因其人脉全伏

此即名霍亂

色乳黑，毫帶津液，且想吃西瓜，須暢服。

凡霍亂者，揮霍撩亂，以暑溼溷淆中宮，瀰漫三焦，於是陰陽錯亂，脾胃顛倒。東垣老人云：脾宜升則健，胃宜降則和。今脾土宜升而反降，胃土宜降而反升，故以嘔瀉均作。上則嘔吐，下則泄瀉，而肢厥冷者，陽氣不能流行而末，如脈形沉伏者，元陽欲絕之象。如腹時疼痛者，為有

霍亂　百二十四

此症當入風温
温温門

食滯阻於中宫如
凡大頭瘟形面腫大眼睛合縫腦後起黄
水泡耳上亦起黄漿泡乃風温時厲之
毒甚者手上焦須用普濟清毒飲須用緑
升麻此當妙以提上焦之邪毋使内陷
中宫須用真川連黄芩製殭蠶板藍根
三以清上焦之毒須用鼠粘子薄荷連
翹苦桔梗以泄上焦上焦之邪若喉痛

須用陵元參三錢、生甘草一錢、馬花敷一錢、板藍根，即鮮靛青根，出於太倉，能染藍色。時邪發紫斑紅斑，爲藥當于解毒，若青斑，其血色已凝結不能外達，若見青斑不治之症。

凡觸冒之令，吸受暑溼穢濁之邪，混諸中宮，瀰漫三焦，舌苔垢膩，宜先芳香逐穢達，世大豆卷三錢、益元散包三錢、赤茯苓三錢、廣

霍亂

一百二十五

霍症為表治

藿梗钱 枳壳三 槟榔三 川朴钱 神曲三
白蔻仁半 新会皮钱、扁豆皮钱、鲜佛手
钱 若加陈香薷钱，药宜冷服，若热饮则
易呕吐，再加太乙玉枢丹一锭，磨冲另服，
佛手汤送下。

凡秋令霍乱，上吐下泻，四肢厥冷，玉肩冷，
汗淋漓，脉息全无，目眶深陷，甚是麻吊，
此暑湿直入太阴脾阳，不内运動，既以

肢冷如冰，且脫陽於外，致以冷汗淋漓。此足太陰脾已敗，莫能挽回於百中之一耳。用灸關元穴法，用當門子、硫黃、牙皂莢、吳萸、姜灰共研末，絹于肚臍內外貼。老姜一大片，再用熱土佳泥熨熨於臍上，以回其元陽，能得肢溫汗止，為百中之一幸耳。

凡霍亂上吐下瀉，脾胃顛倒，陰陽錯亂，如

霍亂

一百三十六

末厥冷脈息沉伏全無者則厥冷至肩冷汗淋漓，者則音啞不亮，目眶深陷印眼睛落潭，甚則收冷义，泳者則脈息全無者，此症[秋時]暑濕直中三陰以致不治，此危最速。霍亂暑濕直入肝脾腎三陰，中足太陰脾土乃脾土不能健運，則四肢不能溫者，則脫陽冷汗淋漓，中腎則音啞不亮，中肝則目眶深陷，腳筋麻吊，手指色紫，指头羅紋已癟，此霍亂難治之症，其危甚速，勉擬六和湯爲治，隨經加減。

凡羅吊麻，神效。即癟羅麻，每年七八月間最多，近有時麻，四末厥冷，甚則腳筋抽麻，腳吊，手指紋羅已癟，謂之癟羅麻，又名吊腳麻。急救可治，遲則難效，輒以此方，已救數人。計開藥味：吴茱萸六分、當門子三厘、牙皂八分、倭硫黄八分、姜半夏木、右[illegible]

霍亂

二百二十七

药五味共研極細末，用生姜汁調和，塗於臍中，上加老姜一大片，貼於药上，再用艾絨放於姜上，連灸數次。如若四肢厥冷抽麻，用辣料草，河水燒火煎滾，薰洗。此方速治為要。又方：取陈年糞坑中磚片或瓦片，罯洗，放罐中煎湯灌服，即用辣料草煎湯薰心，次及四肢，可愈。此北庫有一張姓婦人患已將絕，如用前法即效。以上兩方均已驗過如神。

葉仲夫三太太請診。霍亂暑濕溷淆中宮，瀰漫三焦，脾胃顛倒，陰陽錯亂，胃宜降而反升，脾宜升而反降，是以上吐下瀉，脈沉細，延手脈伏，四肢厥冷。用川朴[illegible]，廣藿三、蒼朮、枳實三、檳榔三、神曲三、查炭、吳萸、陳皮、生半夏、[illegible]赤苓三、桂枝七分，或米不可，或肉桂[illegible]、服一劑，脈起肢溫瀉止。

霍亂

一百卅六

凡霍乱吐泻四肢厥冷脉沉伏（另見此[illegible]）用附子三钱、肉桂壹钱、乾姜五钱，若不灵用来復丹三四分，其中有硫黄，不宜多用，有人霍乱病吃過遂愈，惟牙齒蛔痛腫

避疫方（遇有霍乱等症均可服之）

紫苏壹钱 只壳八分 生谷芽三钱 藿叶三钱 赤芍三钱、炒术一钱、壹钱廣藿一钱、三 澤泻三钱 麦芽三钱 陈皮三钱 姜皮五分 加（姜皮少许 藕梗二尺）每日預服另用

明礬降香貫仲灶心土放入水缸中可避時疫

霍乱

一百二十九

注云陰與陽不相承順接便為厥

厥

如逢厥症。須要扶起病人。而急揉其脘腹以順其氣。以消其食。

厥症。如多食厥。其厥而虛厥。寒厥絕少。小兒如多痰厥。實厥。厥者虛也。注云死之機也。

厥陰之氣上冲。以厥其陰陽二症。

厥症其六。童体如多痰厥。大人如多肝厥。

傷寒症如多其厥。寔厥。病後如多虛厥。

厥

一百三十

寒厥

四肢厥冷，此系陰盛陽弱，其時應更足、

凡肝厥○，須用白池菊、石決明、嫩鉤〻、牛明、

天麻、才、归身、白芍、廣鬱金、杭甘菊、石決

明〻、天麻、穞豆衣、廣陳皮、製半夏、茯神

若肝厥不甦，須加石菖蒲、打汁、生薑附三

鉤〻、石決、鬱金、明天麻

凡久患肝厥吐蛔，用烏梅丸，用苦辛酸三

法（川連、川朴、官桂、吳萸、干姜、白芍）並以胃苓丸吃三才

凡童體食滯阻於胃腑氣机不得流通皆

由積行失職，蓋之風邪入腑，遂致有痙

厥之變，須用牛黃抱龍丸，加竹瀝、麻、菖

蒲汁（柔堅）再用枳實、檳榔、鷄內金、查炭、鈎

鈎、石決明

然小兒亦有偶感，初至太陽而痙厥，不可用開法

凡童體五六歲或八九歲痙厥，須用牛黃

抱龍丸（乙粒）去蠟殼、研細，用鮮竹瀝麻、細

霍亂厥

一百三十一

叶菖蒲汁五小匙，將抱龍丸研细掏和竹瀝内另服，或加入濂珠粉一分、真犀黄一分，亦可再用鈎鈎、石决明煎湯代水。

閉

肺閉。溺閉。上焦水源不行，下焦水源不通。

另有精竅將軍閉，惜未詳也。

膀胱為水道下源，肺為水道上源。一用麻黄開肺，一用葶藶瀉肺利小便。

肺家但有上竅，且有肺閉；膀胱但有下竅，故有癃閉。

閉

百三十六

方書有中府中臟中經中血脈之分，用藥有發表攻裏之別

中風

凡卒然瘈瘲神昏不語，此中風中於心臟不語，急用細葉菖蒲汁五小匙、生姜汁五小匙，和送服。富家有力者，加真犀黄一釐，或二分，濂珠粉三分，或二分，研細和于瀝內菖汁姜和服，或嚴氏牛黄清心丸二粒，或至寶丹一粒，去蠟殼研細和送，或竟用蘇合香丸[illegible]，或煎用紫雪丹三分，用鮮竹瀝

中風　　一百二十三

和眼內有小出息由來片麝香小出息香是大涼開竅菖蒲汁送下和起宜用廣東蘇合香丸一粒去蠟殼研用菖蒲竹瀝薑汁和服

元陸然度中与氣中与風中若心中臟口不能言不治之症中脾臟口流涎不治之症中腎臟遺尿不禁不治若中心系是舌強言蹇語聲不出○若中脾絡是

半身不遂。若中氣分則右半辟，手足不能舉動；或中血分則左半辟，左手足不能舉動。宜熄風和絡，化痰用化州橘紅、製半夏、陳胆星、天麻、石決明、天竺黃、白金丸即明礬拌炒鬱金、絲瓜絡、絡石藤、忍冬藤、石菖蒲、鮮竹瀝、嫩桑枝。

凡兩足麻木，由於炁不至則麻，血不至則木，甚致腫痛，乃血液循環失職以致氣

中風

一百三十四

血不和扶經內阻，老年防中，須用五苓散加牛膝、車前、達下；加木瓜、杜仲、瓜附；鬱金、利氣，加陳皮、半夏、和胃；加全當歸、大川芎和血；加桂枝達四肢，白朮健脾化經，以脾主四肢，如又用健步虎潛丸。

凡痰中、食中，語能不開口，遺尿、甜膩，心須先推拿食瀆，然用竹瀝、膏、南星、菖蒲、壽金、陳皮、貝母、枳實、與風化硝、林炒、檳榔

又竹瀝達痰丸　礞石滚痰丸　小抱龍丸
加牛黄　謂以牛黄抱龍丸　加琥珀　謂有琥珀
抱龍丸

凡男人左偏中風左居多，女人右偏中右
居多。蓋厥陰主一身之筋脉絡，初由氣血
不足，左手足麻木不仁，氣不足則麻，血
不足則木，继由内風直入經隧之後，左
半體手足不能舉動，屈伸不利，口眼喎

中風

一百二十六

素問經云：邪之所湊，其氣必虛。所以偏中風邪乘虛而入，左手足拘攣不能伸縮。內經又云：大筋軟短，小筋弛長，軟短爲拘，弛長爲痿。古賢云：左不遂曰癱，右不遂曰瘓。偏中風即癱瘓之萌芽。

川桂枝一錢　全當歸三錢　淡秦艽三錢　續斷肉三錢　廣陳皮錢五

淡附子三錢　苡仁米一兩　宣木瓜三錢　杜仲三錢　姜半夏錢五

片姜黃一錢　虎骨　淮牛膝三錢　雙鉤二錢　嫩桑枝

加絡石藤及油松節等

素有頭眩舌强言蹇手足麻木者防中

中風

百三十六

痴

凡痴病晝夜不寐，痴病必發，若脈弦硬而
動，用羚羊、石決以速茯神、棗仁、欝金、除
及半夏、南星、竹瀝、生鐵落，或去生鐵落，
加靈磁石、珠砂，富家最用珠粉、西黃。

凡文痴脈細，乃七情憂鬱而得，此屬心營
不足，神亡故拟用首烏、白芍、茯神、棗仁、
遠志、石決，又天王補心丹之類，磁硃丸。

痴

一百三十七

痰迷心

琥珀丸

凡癲癇欲發，一定病前徹夜無寐，心忙意亂，乃癲癇必發無疑，須用羚羊、石決、川連、茯神、棗仁、陳皮、萬皮、龍齒、腥（胆）星、竹瀝

若癲癇大便仍在，須用竹瀝達痰丸三，又礞石滾痰丸三，又鮮竹瀝和送，服為大便有痰潰滑下更妙

癲癇投竹瀝達痰丸，並礞石滾痰丸三，加

琥珀三分　水飛硃砂分　金箔七張　又鎮心丹

一錢，用竹瀝和送。

白金丸。癡病可服。用白金丸法即是明礬鬱金是也。

凡癡癇痙厥，此乃厥陰心胞有痰火，是厥

陰肝經有風火，故用羚羊、黃連、鈎鈎、石

決、膽星、半夏、鬱金、菖蒲、遠志、棗仁、竹瀝、

茯神、天麻、白金丸，重用硃粉、西黃。

婦人憂鬱成癡癇心竅者。人之訖的乎天

癡　一百三十八

而靈根原是不昧以具衆理而應萬事者也但為氣稟所拘人慾所蔽則有時而昏昏者心竅不靈也癲癇遂成也言語無論也然其本體之明則未嘗息者故醫者當因其所發而遂治之以復其初也言既自明其病則皆去其舊染之弊也

金丹崖妻年四十餘歲因夫死而悲愁過

度逆成痴症三年讝語不休用竹瀝達
痰丸礞石滚痰丸再用青礞石陈胆星
陈皮姜夏沉香甘草竹瀝每姜汁乘匙犀
黄五厘麝少許病人服後得唾痰碗許
大便下痰數升遂愈
生
生鐵落每，治痴癫最灵，此方出於内經，治
逆火上升，其下氣疾如，又灵礞石，又礞
碌丸，

痴

一百三十九

凡肝不藏魂，言語舛錯，須用蒼龍齒、石決明、紫背齒、生鐵落、真川連、公酸棗仁炒，又金箔、銀箔、胆星、半夏、化州橘紅、明天麻、天竺黃、鬱金、菖蒲、羚羊、竹瀝。又癲病用竹瀝達痰丸、礞石滚痰丸，礞石性悍，大黃性下，治癲病宜律有效。

橄欖汁治癇症清痰有效。

句多重複可厭。

土

湯頭

藥名用法

案句

嚴氏錦囊 五

嚴氏秘傳錦囊

同里嚴楊安熙辰輯著

湯頭

藥名用法

案句

湯頭

炙甘草湯，即是復脈湯，去姜桂，治陰虚邪熱，脈細弁，舌光紫津。

黃連阿膠湯，治陰虚液熱，留戀，脈細弁[illegible]力，舌光紫津亡，治血痢經久，脈細數，舌光紫津。

雞子黃湯，治陰虚邪熱，手熱，經久[illegible][illegible]脈細弁紫力，舌光紫津。

湯頭

一

駐車丸治血痢经久，加地榆炭、槐米炭。

黄連温胆湯麦芽六七日，脉弦者，舌厚黄頻，心嘔噁，効如仙丹。

温胆湯，麦芽舌黄嘔噁，此邪在少陽之明和经也。

人参敗毒散，即是喻嘉言用逆流挽舟法，治麦芽下痢，表裡兼感，効如仙丹。柴前胡各錢，羌獨活各四分，赤白芍各錢五，枳实、桔梗、一

六和湯：半夏、人參、杏仁、砂仁、白朮、茯苓、木瓜、甘草、扁豆、香薷

外一降，藿香正氣散、六和湯、清解飲，夏令暑令，發並用藥三物香薷飲，大豆卷、厚朴、陳香薷。但香薷飲，並吃必嘔，因其先燠暑於難過致嘔，須將藥湯冷服。來復丹、半硫黃，治霍亂厥冷脈伏，陽氣暴脫，但硫黃鉛法了道地，將來首有咽喉潰爛之患。

湯頭 二

題仁丸黑丑大黄芒硝備之

小青龍湯治風水相搏通體浮腫而浮是腫及囊亮小便出於臍腹斷其效

題仁丸乃吳江城吳起泰老醫定也方內生軍四兩芒硝四兩黑牽牛子四兩牽牛性直達下焦傷寒吉里至食滯邪熱可用

金水六君丸熟地歸身陳皮半夏去苓甘草

都氣丸六味丸加麥冬五味子

左金丸治肝胃氣嘈吐黄水

安胃烏梅丸。治嘔吐蛔虫。治胃脘久痛，四磨飲。治胃脘痛。挾食滯。吳又可，達原飲，治秋天類瘧時瘧，本治瘟疫。桂枝白虎湯，治歷節痛風手足不能動脈數大，發熱口渴或舌黑舌黃，本治溫病，人參白虎湯，洋參石羔湯，治瘧症白痦，桂苓甘露飲即五苓散加寒水石。滑石。生石羔乃辛涼並用，治暑溫化熱。

湯頭 三

如運散治如腹厥冷或初起腹冷加桂枝
木六兩治其病。
犀角清宮湯犀角尖元參心、連翹心、竹捲心、鮮地、丹皮以清心包宮室之熱，
喻嘉言，梨汁蔗汁飲，為不服藥為中醫。第二良方也治瘧疾但熱不寒大熱。治久熱不退，口渴身熱，以及鼻血內熱身熱
十味溫膽湯治少寐心火不降。

小抱龍丸，竹瀝、南星、菖蒲、帶金，加牛黃為
牛黃抱龍丸，加琥珀為琥珀抱龍丸，治
小兒驚風痰盛，
定喘湯、華蓋散，治哮喘痰聲如鋸，
白頭翁湯，治秋天血痢無度，白頭翁、北秦
皮、川連、黃柏
鱉甲煎丸，治三瘧成，右脇結瘕腹脹瘧母
三甲飲：鱉脊甲半、龜脊甲半、穿山甲半，治

湯頭　四

少年壯盛年三痞右脇痞以磨坑攻而下加

金匱腎氣丸治病久中虛久膨脹軟按之軟如破綿此脾陽攸虧又中滿分消丸

又中滿分消湯　治壯痞脹

大承氣湯，大黃芒硝以朴枳實，小承氣湯減去芒硝，若用大黃芒硝加甘草一味，即係調胃承氣湯，訪以甘草善能和其胃氣，守其中，緩其急，以制硝黃之猛烈也。

孔聖枕中丹，治心悸健忘少寐。
天王補心丹，治心悸少寐，耳鳴。
補中益氣丸，治病久脫力，面黃心宕腰痠
脈弱足冷，又老年陽虛加鹿茸、毛鹿角
附子、肉桂
黑歸脾丸，治病久脫力，面黃心宕腰痠，脈
弱便血，加何首烏補肝血，淮山藥和脾
血，赤白芍斂肝血
湯頭　五

清靈丸治濕熱下注白濁小便淋痛莖痛大便閉結服此小便必赤色如血大便必通而愈

磁硃丸，灵磁石二兩，硃砂一兩，研細合蜜和丸如梧子大，治氣衝癲病有效，攝納腎氣以沉香更降。

烏梅丸，治肝厥，嘔吐蛔虫。黃連、吳萸、烏梅、白芍、乾姜、川椒。

半硫丸、扁鵲玉壺丹、黑錫丹、来復丹，此下

硫黄在内，不可輕用。

麻黄湯　麻黄、桂枝、杏仁、甘草。

三拗湯　麻黄、杏仁、甘草。

凉膈散　治時邪陽明腑中食滯。

紫雪丹　大凉，極開竅昏閉，三分，仝竹瀝菖蒲服

治壯熱神昏

蘇合香丸　性溫，治病人初起神昏或病

湯頭　六

氣收冷脈細不揚者，亦芳香宜散

清育散，治久瘧，內瘧亦效。

三才湯，人參、地黃、天冬。小三才，洋參、細生地、寬麥冬。

戒煙方，用罌粟殼（去），潞黨參（米），熟地、丹、槐米、銀花二錢、炮薑、子、桂木錢二、茯苓二錢、菊花二錢、鶴虱二錢、石決明（生）、甘枳子、赤糖少許。

犀黃八寶丹，巧八寶加西黃、地、西黃、青黛

石文水庇腸黄硃砂、硼砂、馬牙硝、當门子、金箔、

疏肝清胃丸治乳宕要藥、方左古方選註

四神丸五泄最妙、

八宝红灵丹治霍乱吐瀉肢冷呃忒神效

五花散、专治赤痢最灵、白菊花、白扁花、白金銀花、白鳳仙花、白槿樹花、以上各錢並服

湯頭

七

玉宝丹方丸二分大人昏闭病重用二丸菖
蒲汁送
牛黄抱龍丸小兒驚風犀黄八分雄黄五分胆
星八分竺黄七分朱砂五分射香一分
琥珀抱龍丸去西黄加琥珀
竹瀝達痰丸細丸粒每用三分滴大黄七芩
沉香礞石甘草[illegible][illegible]姜半夏
鎮心丹方丸三分滴犀黄八分半遠志八分半甘草八分半

棗仁一錢 西黄三分厘 茯神朱三分 麦冬一錢 川連一錢
硃砂一錢 珠粉一錢 菖蒲五分 胆星一錢

急救羊毛瘟疫方

近向忽覺寒熱，胸痞，或便閉或便泄，立即先以燒酒和麵粉搓成團，在病人胸前揉擦，團上自能有毛，此毛或白或黑，名為羊毛瘟。俟燒酒麵團揉擦之後，即將此丸藥用開水化服，立愈矣。

殭蚕三錢 生軍一錢 蟬衣三分 胆星

湯頭

八

母

艮花亦佩蘭十根亦共为细末，加原附香櫞用竹瀝白蜜和为服，朱砂为衣。烏龍丸治肝氣入絡，胃痛丸，香虫、杜仲，瓜蔞實湯治少腹痞塊作痛，女科癥瘕丸杞子、韮白頭。

疏肝清胃丸治乳岩要藥，以乳屬肝胃兩經，夏枯草、蒲公英、金銀花、漏芦、橘叶、甘菊、瓜蔞實、紫花地丁、貝母、連翹、白芷、山

葱枯、水姜实、炙甘草、陈皮、茴草根、乳香

没药等分，为末，为团，夏枯草葱汤为丸

每服半两，分送。

燒褌散，專於利小便，本治女劳復陰陽易。

復脈湯又名炙甘草湯：地膠麻麻生血寧

心，桂和营卫，姜棗健脾，参草麦冬補氣

生津

打胎方：射香每月，丁子、細辛每月，猪牙皂每

湯頭

九

月經水虧每月，若胎五月小兒動打之，必死，用苦瓜蔞根打爛為丸，如桃大，用同管棟入陰戶內，共九入於管中，落陰戶內三日，內子落見紅。

女科八珍除皮香附丹參杜仲川斷蓮肉

山藥烏骨雌雞黃芪肉桂二膠

平望戚氏小兒秘方，用拘藥，朱單里丑印

里辛味，蓬莪朮，治小兒疳臌食積甚效

以是土牛膝

凡腹臍膏，麝香少許，肉桂一分，納於臍孔內，再用蔥打爛成餅，貼於臍上，又土結泥裹于臍外，治霍乱吐瀉腹痛，絞腸痧不效。

吳又可達原飲，以朴、草果、檳榔、黃芩、知母、甘草，治日瘧、間瘧、三瘧初起必用。又柴胡解半表半裡之邪宜也，往來寒熱。黃芩退陽明獨勝之邪也，柴胡提少陽經之邪。

仲景四逆散，柴胡、赤芍、枳實、甘草，治宜也。

手手指厥冷

小抱龍丸天竺黄、南星、菖蒲、蒂金遠志用

竹瀝和送。大抱龍丸用射香大黄冰片

犀角大青湯，用玳瑁苓。

交界散，用生姜、生地。

黄龍湯，用人參、生地、生軍。

秘製玉汁保肺丸，以猪肺个，不落水，細入

甘蔗汁、雨梨汁、及藕汁、及人乳、及童便

另煮五汁將之灌入肺管內用瓦罐煮
熟肺頭不用鹽醬油以肺頭烏焗用白
糯米炒黃搗粉和為丸藥分日空心服
之此方不服藥為中醫第三良方和治
咳嗆吐血傷勞內損大效
來復丹可硫黃治霍亂肢冷脈伏陽氣暴
脱但硫黃製法須以道地免將來煤烟
喉癰痼之症
湯頭　　　　十

瀉白散 治肺熱

桑皮 地骨皮 甘草 粳米

逍遙散 血虛伏邪

當歸 白芍 柴胡 茯苓 白朮

甘草 薄荷 煨薑

黃芩湯

黃芩 白芍 甘草 大棗

黑膏湯 清化

湯頭

十二

淡豆豉　鮮生地

脾約丸　去腸液於涸潤燥麻

大黃　枳實　麻仁　杏仁　川朴　白芍

舟車丸　通二便

牽牛　大黃　甘遂　芫花　大戟　木香

青皮　橘皮　輕粉

附子湯

附子　茯苓　白芍　人參　白朮

五苓散　滲濕

白朮　猪苓　赤苓　澤瀉　肉桂

文界散　陰不附陽々不附陰

生薑　生地

歸脾湯　氣血兩經

人參　白朮　茯苓　甘草　黃芪　當歸

遠志　棗仁　龍眼肉　木香　老薑　紅棗

湯頭　十三

抱龍丸

牛黃 琥珀 辰砂 全蠍 雄黃 膽星

姜蚕 麝香 天竺黃 荊芥

滌痰湯

半夏 膽星 茶 橘紅 人參 茯苓 菖蒲

竹茹 枳實

四神丸 五更泄

破故紙 吳茱萸 肉豆蔻 五味子

駐車丸 久痢

阿膠　乾姜

滋腎丸　治癃閉腹脹

肉桂　黃柏　知母

香連丸　治痢疾

木香　黃連

四物湯　和血

生地　川芎　當歸　白芍

香薷湯　清疫清暑

湯頭

古

大荸荠　陳海蜇

平胃散　化滯

厚朴　蒼朮　陳皮　甘草

六和湯　暑濕

藿朴　杏砂　人参　白朮　茯苓　甘草

木瓜　半夏　扁豆　老姜　紅棗

保和湯　治小兒痞積

神曲　山查　麥芽　茯神　陳皮　姜夏

連翹　萊菔子
二陳湯　痰飲
陳皮　半夏　茯苓　甘草
達原飲　時疫
草果　常山　厚朴　檳榔　黃芩
知母　石菖蒲　青皮　甘草
涼膈散　清熱清膈
連翹　薄荷　芒硝　甘草　黃芩
湯頭　梔

山栀 大黄

理中固及湯 理中焦之氣

人參 甘草 白朮 老薑

白虎湯 清熱

石羔 知母 甘草 粳米

芩膏湯 清肺胃之熱

鮮生地 鮮石斛 [illegible]

麻黄　桂枝　甘草　杏仁

二至丸

女貞子　墨旱蓮

五仁丸　依膈條

火麻仁　郁李仁　瓜蔞仁　杏仁　柏子仁

甘露飲　和水降逆

豬苓　澤瀉　白朮　甘草　石膏　滑石

凝水石

湯頭　洪

五龍丸　治肝氣入絡

九香虫　杜仲

頭仁丸　通經

黑丑末　大黃末　黃芩方　滑石丹

溫六散

滑石末　甘草丹　乾薑之

潤腸丸　治大腸風且血秘

麻仁　桃仁　大黃　皂角仁　當歸

秦艽　羌活

潤燥丸　前方加郁李仁防風

瓊玉膏　治虛勞乾欬喉中血腥腸中隱痛

人參　鮮地　沉香　茯苓　琥珀

十灰散　治虛勞吐血咯血先用此遏之

大薊　小薊　側柏叶　荷葉　棕櫚皮　大黄

山梔　丹皮　茜草根　茅根四

二至丸　治老人腎虛腰痛不可屈伸頭旋眼黑下体痿軟

湯頭　七

附子 桂心 杜仲 補骨脂 鹿茸 麋茸

陽旦湯 治冬溫喉痛或自利而欬

桂枝 白芍 黃芩 甘草 生姜 大棗

陰旦湯 治冬溫外寒內熱肢節疼痛不宜食

桂枝湯加黃芩乾姜

失笑散 治婦人瘀結少腹急痛

蒲黃 五靈脂

白通湯 肢冷暴閉

葱白　乾姜　附子

通幽湯　老年精血少便秘

四逆湯　通陽泄濁

甘草　乾姜　附子

建中湯

桂枝湯加飴糖加黃芪名黃芪建中湯治中虛陽餒

都氣丸　治腎水不固欬嗽精滑

熟地　山藥　茯苓　萸肉　丹皮　澤瀉　五味子

湯頭　十八

此八味去桂附加五味子　即六味地黄丸加味

黄龍湯　吳又可

大承氣湯加人参甘草當歸

栝蔞湯　潤肺腎之燥解虛煩之熱

栝蔞　白蜜　白粉

玉燭散　張子和

四物湯加大黄芒硝

復脈湯　又名炙甘草湯　肺痿虛勞一切陰虛

三才湯

人参去心天冬　人参　生地　麦冬　阿膠　甘草　桂枝　麻仁

小三才

洋参　生地　麦冬　姜枣

治偏虚有汗　真武湯

若上下津

茯苓　白术　白芍　附子　生姜

桂枝湯

桂枝　白芍　炙草　姜枣

三拗湯

湯頭

丸

麻黄　杏仁　甘草

定喘湯

白果　麻黄　款冬　半夏　桑皮　蘇子　杏仁

黄芩　甘草

黄連湯

連　桂　草　薑　參　夏　棗　即瀉心湯變法

華蓋散

麻黄　蘇子　杏仁　桑皮　橘紅　茯苓　甘草

茯苓湯

滑石 阿膠 茯苓 赤苓 澤瀉

資生丸 補中健脾化滯消食

人參 白朮 茯苓 甘草 扁豆 山藥 芡實

蓮心 橘紅 米仁 川朴 黃連 神曲 煮汁

萊白 蔻仁 澤瀉 麥芽 桔梗

導滯丸 呃忒時前為度

川朴 黃連 大黃 芒硝 當歸 白芍 木香

湯頭 廿

導滯湯

調經方　有外感荊芥炮姜鹽無炒柴胡

歸身 白芍 香附 砂仁 青皮 鬱金 丹參

澤蘭 肉桂 附子 茯苓 延胡 川斷 杜仲

查炭 茴香 吳萸 乳姜 川朴 枳殼 陳皮

姜皮 茯苓 白朮

溫脾湯　泄瀉腹痛

姜 桂 附 柴 實 朴 黃

烏梅丸
人參 烏梅 當歸 連黃 黃柏 桂枝 干薑
蜀椒 附子 細辛
生脈散
人參 麦冬 五味子
桃花湯
赤石脂 干薑 粳米
白朮散
牡蠣 白朮 防風 飲酒中風則為漏風
湯頭
三十

加連散　此加連由於熱深而痢也

當歸　赤芍　枳中　甘草

虎潛丸

龜甲　脛骨　熟地　當歸　白芍　牛膝　陳皮

黃柏　知母　鎖陽

定岩散

鼠糞　露蜂房　土楝實

玉室丹　治心臟神腎經毒遠裡之方也

鎊犀角 飛硃砂 飛雄黃 玳瑁 麝香

琥珀 牛黃 龍腦 金箔 安息

紫雪丹

旋覆花湯 通血順氣

旋覆花 新絳屑 青葱管

地黃飲之 熟地附桂菖遠巴戟麥冬味萸蓯斛

小柴胡湯 和解

柴胡 黃芩 人參 甘草 半夏

湯頭 主

麥门冬湯　冬夏參草米棗
小青龍湯　治水氣
麻黄　桂枝　芍藥　甘草　半夏　細辛
乾薑　五味子
酸棗仁湯　棗仁知茯芎
大補陰丸　陰虛
　熟地　龜板　黄柏　知母
茵陳蒿湯　茵陳　梔子　大黄

小温中丸　治中滿
白朮　黄連　陳皮　半夏　苦參　茯苓
神曲　鍼砂　香附　甘草
金鈴子散　理氣血
川楝子　延胡索
豭鼠糞湯　通陽泄濁
韮根　豭鼠糞
蘇合香丸

湯頭

二十二

蘇合丸　安息香　犀角　冰片　麝香　朱砂

檀香　沉香　香附　白朮　丁香

大陷胸湯　因傷寒誤下結胸

大黃　芒硝　甘遂

小陷胸湯　治結胸

黃連　半夏　栝蔞實

玉屏風散　加白朮名防風白朮湯

黃芪　防風

吳茱萸湯　萸參姜棗　厥陰陽明首物

黑地黃丸　棗後遠血

白朮　熟地　乾姜　五味

安胎飲子

建蓮子　白糯米　台州青苧

加居子湯

人參　白朮　茯苓　甘草　生姜　大棗

大承氣湯

湯頭　二方

大黄 芒硝 厚朴 枳實

小承氣湯 加羌活名三化湯

大黄 枳實 厚朴

大青龍湯

麻黄 桂枝 杏仁 甘草 石羔 薑棗

小建中湯 建中者建中氣也

桂枝 芍藥 甘草 生薑 大棗 飴糖

白頭翁湯 治厥陰熱痢

白頭翁　北秦皮　黄連　黄柏

蘇合香丸

蘇合香　安息香　犀角　龍腦冰片　射香

香附　木香　薰陸香　沉香　丁香　白朮

景岳玉女煎　治陰虧火旺

生石羔　知母　牛膝　麥冬　熟地

柴葛解肌湯　達邪化清

柴胡　葛根　黄芩　甘草　桔梗　芍藥

湯頭　壹

羌活　白芷

犀角地黄湯　清心營之熱

犀角　地黄　丹皮　芍藥

千金葦莖湯

蘆根　苡仁　桃仁　瓜瓣

黄連温胆湯　治濕熱

黄連　枳實　陳皮　半夏　竹茹　茯苓　甘草

三子養親湯　治咳喘

蘇子 萊菔子 白芥子

六味地黃丸 治中虛頭困

熟地 萸肉 茯神 山藥 丹皮 澤瀉

補中益氣湯 氣虛

人參 黃芪 白朮 甘草 升麻 柴胡

歸身

外臺茯苓飲 苓參朮枳橘姜 治痰飲

普濟消毒飲 治大頭瘟

湯頭 二十六

黃連　黃芩　鼠粘子　元參　桔梗　甘草
升麻　柴胡　姜蚕　板藍根　連翹
薄荷　人參　馬勃　陳皮　大黃

丁香柿蒂湯　中虛呃忒

丁香　柿蒂　人參　生姜　橘皮　竹茹

金匱腎氣丸　老年中滿

熟地　萸肉　肉桂　附子　茯苓　澤瀉
牛膝　車前子　山藥　丹皮

香砂枳朮丸　行氣消痞

木香　砂仁　枳實　白朮

藿香正氣散　暑熱

藿香　紫蘇　白朮　白芷　陳皮　大腹皮

厚朴　茯苓　神曲　桔梗　甘草　生姜

清暑益氣湯　氣虛中暑

人參　黃芪　麥冬　五味子　白朮　當歸

黃柏　蒼朮　陳皮　青皮　葛根　升麻　澤瀉

湯頭　毛

神曲　甘草　姜棗

清燥救肺湯　肺熱

鮮桑叶　鮮枇杷葉　鮮竹叶　甘草　麻仁

杏仁　人參　麥冬　阿膠　石羔

苓桂朮甘湯　治湿熱并痰飲

茯苓　桂木　白朮　甘草

黃連阿膠湯　虛痢虛熱又名雞子黃湯

黃連　阿膠　黃芩　芍藥　雞子黃

脚氣雞鳴散　治濕脚氣

紫蘇　木瓜　橘皮　生姜　檳榔　桔梗

吳萸

秫米半夏湯　和胃化痰安神

北秫米　姜半夏

澤朮麋啣散　治漏風化濕

澤瀉　白朮　麋啣草

豬肝清胃丸　治乳岩

湯頭

二八

蒲公英 夏枯草 金銀花 紫花地丁

瓜蔞子 雄鼠糞 山慈菇 白芷 炙草

陳皮 乳香 没药 連翹 川貝 漏芦 甘菊

橘叶 茜根

進退黄連湯 胃中邪 胸中熱 腹中空

桂枝 黄連 人參 乾姜 半夏 大棗

十全大補湯 加附子 麦冬 半夏 蓯蓉 即建中湯

人參 白朮 茯苓 甘草 當归 川芎

生地　白芍　黄芪　肉桂

桃仁承氣湯　小腹大便黑小便不利中焦積血也

桃仁　大黄　芒硝　肉桂　甘草

犀角大青湯　治瘢出大盛大熱心煩狂言悶

犀角　大青　黑参　升麻　黄連　黄芩

黄柏　山梔　甘草

指迷茯苓丸　治中脘留伏痰飲臂痛難舉手足不能轉側背上凜凜惡寒　共爲細末姜汁和丸

湯頭　完

半夏一兩 茯苓一兩 風化硝五錢 枳殼 生姜

健步虎潛丸 共為細末用羯羊肉丁煮爛和丸

熟地二兩 黃柏一兩 虎骨一兩 知母二兩 當歸一兩

龜板四兩 白芍一兩 陳皮七錢 鎖陽二兩 牛膝三兩

八仙長壽丸 即都氣丸

熟地 萸肉 山藥 茯苓 澤瀉 丹皮

麥冬 五味子

犀角清宮湯

龜鹿二仙膏　治精骨俱虚精血不足

鹿角膠　龜板膠　人參　枸杞　桂圓

桂枝白虎湯　治發熱頭痛形寒肢冷脉來數大

蒼朮白虎湯　治汗多便溏舌白膩脉來數大

人參白虎湯　治壯熱汗多脉來細數

柴胡白虎煎　温瘧但熱不寒口渴脉數大舌黄

附子理中湯　四肢厥冷脉沉細神志清而汗多便泄

人參　附子　白朮　甘草　乾薑

湯頭　三十

黄芪建中湯、黄芪小建中湯

黄芪　桂枝　白芍　甘草　姜　棗　飴糖

人參四逆湯

人參　附子　甘草　乾姜

荆防敗毒散　治痛祛風藥可以勝濕

參胡三白湯

人參　白朮　柴胡、白芍、白茯苓

安胃烏梅丸　治肝氣腹痛

黄連 吳萸 烏梅 乳姜 川椒 白芍

天王補心丹 補三陰治心腎虧耗怔忡不寧

人參 當歸 茯神 棗仁 天冬 麦冬

鮮生地 五味子 元參 桔梗 柏子仁 丹參

遠志肉

犀黄八寶丹 即八寶加西黄扣

西黄 硼砂 青礞石 馬牙硝 當門子 川文 冰片

腰黄 金箔 硃砂

湯頭

圭

半夏瀉心湯

半夏 黄連 黄芩 人參 甘草 乾姜 大棗

桂枝附子湯 桂附草姜棗 一治亡陽一治風濕

射干麻黄湯 射麻苑款細辛味夏姜棗

香砂六君子丸 補氣健中

人參 白朮 茯苓 甘草 陳皮 半夏

除風濕羌活湯

羌活 防風 升麻 藁本 蒼朮 柴胡

姜

旋覆代赭石湯　覆赭姜棗參夏草

人參養榮湯　人參朮苓廣皮草地歸芍芪肉桂

遠志五味

玉泉散

石膏　甘草

竹瀝粬

半夏　粬和為粒

竹瀝

湯頭

圭

栝蔞薤白〻酒湯　治胸痹喘息咳唾胸背痛

栝蔞子　薤白　白酒

萬氏牛黄清心丸　熱阻閉竅

西黄　鏡面硃砂　川黄連　山梔　黑芩　金

茯苓

葛根黄芩黄連湯　加甘草治表裏熱

梦忠公戒烟方

潞党参〻　黄芪〻　枸杞〻　杜仲〻　棗皮〻　茯神〻

明党参〻　甘草才　玉竹〻　罌粟殼〻　半夏〻　棗仁〻

湯頭　卅三

沉香尾才　益智钱
炮姜炭三　广皮钱
加炒麦芽　红枣廿枚　赤源三分　右药共煎双灰糖滤去渣收膏

鹿為山獸麋為澤獸鹿補督脈之陽麋補
督脈之陰麋即海中沙魚角也
何首烏必生二只白色長者為雄紅色圓
者為雌須用紅白首烏各五錢治三瘧
甚效三瘧為厥陰少陽風木故用首烏
白芍鱉甲治風之劑
学老師云龍人岳父木鱉子大寒入肝経
去風治目赤甚效但用熟木鱉毋令多

藥名用法

二十四

吃令人發瘧發極發冷不知大寒入肝

以致鳥獸瘧斃腸胃先番木鱉為祕方

治病類玄通玄風

黃魚牙鹵印石骨魚腦如个橄欖核二个

共研細末鼻嗅治腦漏如神

茯神以松樹之氣頭抱以松樹之精安神

定心悸勝於茯神

服

犀角石羔之後神昏話語不治

服大黄以神昏谵语不治

金沸草旋覆花梗

石首鱼脑即黄鱼牙齿炙研用水飞和匀

吹鼻治脑漏

炒松黄鳝善和脾胃治脱力有效

淡羊肝治鸡盲之效

蝦蟆胆汁治急惊风　大者即蟾蜍

丁香与郁金反而不能并用

药名用法

三十五

甜瓜蒂晒乾研入嗅入鼻孔内治黄腫疸

有效但不能多嗅恐咽喉痛

推車虫一名糞攻虫又名蜣螂虫丸上炙

脆存性研細一只用滚水冲服治小兒

疳膨食積

常山草一名北柳条一名蜀漆苗治陽明

經濁痰致以三瘧服截瘧丹諸嘔痰三

瘧已愈諺謂無痰不成瘧截瘧丹常山

甜茶即常山葉

草果檳榔烏梅肉本加姜棗

肉桂要上高而附子開太陽溫腎經為要藥凡遇傷寒瘟疫醫家言明先用附桂丸先服然後以他藥用涼待其邪退後於前兩來然後再用涼藥又滋腎丸肉桂黃柏知母

厚朴與扁豆子可同用之後時宜去扁豆人參甘草加桂枝與不與可

藥名同法

三十六

百部殺肺虫治傳屍勞瘵嗽又鬼病犬病
必下虫積然後治獸病要藥又用火煨
洗疥虱

鷄内金炙脆研細五谷虫水漂炙脆同炒
米糝服治小兒疳膨食積可効

三角胡麻即巨勝子別名

琥珀茯神安神要藥

牛黃五厘專於定驚搐

茯神抱木硃拌合勾藤治心悸少寐
濂珠粉少許清痰治痰迷心竅神狂譫語
小兒痰厥喉間痰声駒黏用珠粉西黃
竹瀝和送濂珠粉少許生光治瞳神散
光亞葯每日清晨空心服一分甚効果
芽池菊湯送下穀精珠湯送下亦可
人乳補血童便降火此二味人身之品也
梨汁清痰止嗽藕汁通氣涼血蔗汁清

藥名用法　　三十七

胃熱及胃津

七

錦紋大黃 主治時疫熱甚神昏譫語舌根灰厚脈息沉緊而數弦緊有力偏實論云陽明之燥有屎譫語乃宿滯大患按舌根灰厚而乾若投涼脈細數不可因大黃切記

犀角清心經之熱心營之熱治神昏譫語辨發紫斑舌光紫絳舌根黑

石羔辛甘而凉質重而氣輕清陽明獨勝
之熱或紅疹已透
犀角治神昏壯熱讝語舌尖紫絳
生石羔治有汗壯熱煩渴脈洪大
桂枝治冬天有汗發熱
麻黄治冬天無汗發熱
甘艸與白芍同用是甘酸為化津法治病
以口乾舌光無津再用鮮石斛天花粉

藥名用法

三八

知母丹皮洋参细生地鲜生地最妙
甘草之性能令人中满故腹胁中满禁用
亦能助火故時症發斑禁用
炙甘草補中和脾治病以脾胃為藥所以
補中歸脾湯炙甘草湯亦君之君皆以
炙草為佐使如
生甘草亦能瀉虚火与使元参之並用能
治虚火咽喉哽痛之甘草黄能代甘草用

黄芩退陽明獨勝之熱

柴胡用於小柴胡湯中与黄芩全用是柴胡和解之藥也况少陽經居半表半裡在表則出之在裡則內熱故以之且往來是柴胡提半表半裡之邪也

柴胡用於逍遙散中与歸身白芍全用是柴胡疏肝之藥也和血之藥也

柴胡用於補中益氣湯中与人參黄芪升麻

藥名用法

三十九

今用是柴胡將外清陽之氣如

桂枝用於桂枝湯中與白芍甘草同用此

桂枝之性是和營衛之藥如

鰻魚苓子從小泉銷化署魚苓子從淤水銷化

查味苦消魚肉粘膩之積痛症和起兵藥

花椒苦消堅硬之積

毛鹿角鹿茸鹿角霜可滋添補命門火外提

脾脉

補骨脂可添補命门之火

小以芎治形痛薄荷散其表以朴利氣

者形草三十味搓成下治口甜泛惡甚

效此方出於內經昔病口甜胃痺者治

之以蘭草湯蘭草即有形草如又印本

地佩蘭叶也

以桂枝羌活獨活黃芪防風木瓜牛膝金

藥名用法

四十

毛枸脊补骨脂 红毛当归 治跌傷打傷

又治初起骨蒸疼痛 背痛

一百部 杀虫入肝肺经 专治欬嗆劳虫甚效

當归治少阳虚也 鳖甲治厥阴虚也

附子 中风为附子 大风为乌頭

案句

其形畏寒，蓋於外，已形寒傷於內。之外

受感，元氣不能敵邪防脫、

邪也。既傳其表，下劑又傳其裏，表裏交傷

必難抵禦，

冬溫邪未從表出。正在方收之際，診得脈

象洪弗且大，大則病邪日進，其為甚勢

之盛，而兩脈洪大尤甚，正在陽明部位，

案句

四十

蓋陽明為多氣多血之府，其留邪之廣地，不能速化。觀舌色黑垢且乾渴殼，引水自救。此陽明邪火之盛，少陰真陰之虧，一水不能勝二火，而薰薰之氣勢必熾於舌。所謂有諸內必形之外。無形之邪也。5有形之宿滯膠錮不化，洞消中宮，瀰漫三焦，阻遏氣機，閉塞經隧。但宿滯被邪火薰蒸，則垢濁不能從裡通

邪火被壅遏鬱蔽，則溫邪不得表達於
是不惟無形邪熱，蘊蓄陽明之經，抑且
有形食積，停阻陽明之府，二氣交蒸，有混
處不能外達，全無出路之機。第邪無中
立之勢，不從表達，即從裡陷，
脈
象沉數兼細，沉為陽分之熱，細則元氣
不足之徵也，內經云：熱則脈中，熱以脈
外，營熱兩虛，合脈沉細，以致指下無力

案句

四五

不能鼓動上從元真之氣不待言矣觀其舌色光剥苔形如鏡面的係真陰已涸以致不存一毫津液况腎之脈循喉嚨挾舌本腎陰不能上承反下虛火動重劫其津也致於寢食漸廢內經謂胃不和則臥不安凡人之寤則氣行於陽寐則氣行於陰陰不能上承於陽陽不能下交於陰心腎失交故令人徹夜

健穀

夢寐即易之火水未濟　又及不食穀食一端，詳論脾胃為倉廩之官，五味以生五液，今胃虛不能游溢津氣，下輸於脾，脾之健運不能散津，上歸於肺，故飲食日漸減少，而形體日漸羸瘦，緣之於氣胃虛中空，不能充養肌肉、灌溉六府，潤澤皮毛。是猶中夢砥柱。坤陽失健乎，冬至猶特之暖，未至而至，為不正之

桑句

四運

氣名曰冬温留伏於少陰血絡復冒風温相激以發肌表先宜安重惟夜未的暢汗邪無去路滯之化熱叔況素體血虛伏熱自血分而至氣分由氣分而入血分而厥陰經同病矣于中之少火悉變又由壯火食氣受其鑠肺氣不能清肅津液盡爍由渴瘦是以神昏語亂喃喃不休甚致氣急瘦声嘶之时至是笑容

加以循衣撮空。先哲曰半虚半实一條此症近之，視唇焦，氣乱，燥苔乏津液，故奪而舌紅苔焦，手足不温，所謂也深厥亦深也，診脈左細弱，按之少根，總之能感不能化，口閉目脱，危險急迫已極矣頻形羸弱。勉擬復脉湯。合導赤各半湯

洋參　生地　阿膠　麥冬　犀角　石决　鮮斛　導赤散　生地　麥冬　[illegible]　[illegible]　竹葉　木通　[illegible]　苦

案句

四十四

普通草代之　奪精腎傷不足，風動肝傷，大熱，溫邪京肝腎虛而陷矣。傷（俱）不足，四肢時精清冷，血不足，癡迷形紅不澤，脉象（細）革無力，額汗厥逆，神蒙讝語，肝風動。目上視。其邪陷入厥陰，傷厥脫不可不慮。但口不見狂渴引飲。舌不見焦黃厚膩。脉不見洪革有力，觀症無實火可據，即是極火極症，癡點由此而陷矣。勉擬

滋血以養其陰，而送以提其氣，

腎陰素弱，肝陽偏旺，原是木乏水涵，而有偏勝之勢，今厥陽充斥無制，與督脈上至巔頂，是以頭為之暈，額耳為之苦鳴，目為之眩。前投養肝陰，熄肝陽之品，雖似獲小效，但安寐猶未也，常而寐中時有惊惕之象，又兼手指振動，乃屬血虛生風，內經謂諸風掉眩皆屬於肝，故南陽

崇句

四十五

朱丹溪先生有云，治風先治血，血行風治滅。竊思肝主一身之經絡，全賴腎水以榮之。今血液腎水已乏，心揚震動，勢所必致。而壯水制木，在所必用，所謂引流之遠者，必濬其泉源；求木之長者，必固其根本。但陽明暑熱邪未盡，徹傷遍少陽，而為瘧氣，況夜令陽氣泄越于外，暑邪乘襲于內，經云邪之所湊，其氣

必慮慮則陽火愈熾，真陰愈亏而宗經

益重矣，以为也。蓋陽明旺于申酉时也。

况肝与胆為一表一裡，藏府相連，以厥

陰肝陽為本病，而少陽伏邪為標病。然

治病必求其本，南碉山先生学方盡善

盡美，不越範圍。宗其前轍，守之如能弋

獲。原膏晉謁崇據

案句

四十六

急々保養遠寡戒怒色猶可向也　目清
羞明尚為識羞　青筋分突恃其延及
腎囊　理之不易莫以從視　久々勞
怒肝木內衰脇中於腹皆肝木遊行之
所乃凝聚為時斷紀經絡　肺家津液
因為以蝙蝶化瘦　既知乃血過多為作
虛但實之形痛　辨虛痛實殊難見効
今大痛至高突之狀似腐家郵業閑
案句　四十七

清藥氣血　而以表心靈神而与藥旋力
同施冀其不致反覆爲本病則驚惕
前曾失血數次延及久虛入怯途
偏枯左右血虛不榮筋骨々格樕宜静養
爲主　脈細而弦細爲臟傷之亟數爲
營液之耗　雖許無妨數豈堪從之視
之癰中經手足暈汗出暢汗迅至外無降
因風無時不動此竟夜不減寐屬[illegible]肝陽

不宜交於豐倦矣　根深難冀速効神傷思慮則肉脫意傷憂愁則肢廢皆傷家也　近加秋令燥氣加臨先傷於上是以肺燥之咳從下焦久虛厥陰遂咽少陰循喉嚨往常口燥舌糜是下虛陰火從越　肺家津液不能上承　神疲嗜臥　瘦聲齁齡　吸受異氣穢濁之邪恐累三焦　恐難抵禦　筋絡攣

案句

四六

痛動輒得咎難矣哉　實難圖治　喉聲如鋸　孤足孖躁跳筋縮痿痛不能任地容其循環不能於六日矣　胎真奚堪燔灼　脾陽積滯已成癥癖　蕈情之不易遺之難歛如鈴之頗如泛視之癱　審　罩　不敢允遽把畫如涼膈散可加於提如桴鼓其神於禍不旋踵